活得年輕
活得長壽？
兩位名醫

大激論

南雲吉則×白澤卓二

瑞昇文化

第1章

正面交鋒！抗老化緊急對談 白澤流「活到百歲不痴呆」VS 南雲流「可年輕20歲」

「長壽」的真諦 6

「飲食」與喚回青春的關係 26

第2章

對談後彙整出
南雲×白澤流　超強抗老化理論

配合晝夜節律
啟動「脂肪迴路」吧！

結論

更加進化的抗老化新理論

符合「脂肪迴路」新理論
有助於喚回青春的未來生活習慣

第1章

正面交鋒！抗老化緊急對談

白澤流「活到百歲不痴呆」VS 南雲流「可年輕20歲」

南雲醫師與白澤教授是日本抗老醫學界赫赫有名的兩位權威名醫。南雲醫師提倡的「可年輕20歲」生活理論，與白澤教授推薦的「活到百歲不痴呆」生活術，到底哪一種理論才正確呢？

南雲醫師對白澤教授遞出了挑戰書，理由是想確定真正有效的抗老化技術。

某日午後一結束診療工作兩人就碰頭，立即展開一場激烈的論辯。

「長壽」的真諦

200人之中就有一位百歲人瑞的時代已經來臨。但能夠健康地生活的人只佔其中的兩成——白澤

南雲 首先，對談前有一件事情我必須先說明，那就是白澤教授推薦的「活到百歲不痴呆」生活術確實很了不起。

白澤 南雲醫師提倡的理論是以「可年輕20歲」為主題。

南雲 是的。狀況許可的話，我也希望能活到100歲。因為承蒙講談社邀稿，完成《超過50歲看起來還像30歲的生活法》這本書時，就是以「人生百年計畫的行程表」為副標題。

白澤 1912年出生的人今年已經超過100歲了。200人之中就有一位百歲人瑞的時代已經來臨，而且這個數字還年年攀升，當我們邁入老年期時，**50人之中有一個人活到百歲的時代就會來臨吧！**這是一個無庸置疑的事實。

南雲 聖路加醫院的日野原醫師也100歲了！聽說他直到現在都還在醫師的工作崗位，上下樓梯不用搭電梯，實在很了不起。

白澤 演講會邀約已經排到好幾年之後，日子過得比我們還忙碌。

南雲 可是多少人能像白澤教授您說的一樣，活到100歲還能像日野原醫師那麼忙碌地工作。這一點才叫人不放心。

白澤 是的，問題在於高齡者纏綿病榻的比率。目前日本的百歲以上人瑞大約4萬7千人，**身體健康的人僅佔其中的2成**。若以職業棒球為比喻，打擊率不到兩成就會被打入2軍，因此重點為如何提昇打擊率。

南雲 日本是世界上平均壽命最長的國家。綜觀統計數據，簡直像高齡者的天堂，很適合希望長壽的人遠從世界各地前來居住。實際狀況又是如何呢？高齡者中有多少人能自理生活呢？只有兩成嗎？意思是纏綿病榻的人高達八成？

白澤 長壽確實很重要，但是沒有人希望自己是纏綿病榻地迎接百歲生日的到來吧！這種情形對家人來說也不是好事，對日本這個國家而言也不值得期待，因此必須設法解決這個問題。

南雲　所以我覺得白澤教授提出的「活到100歲」，有時候聽起來並不是很務實。

白澤　那是我的首要任務。希望長壽，但必須先思考該過什麼樣的生活，才能避免自己陷入纏綿病榻的窘境。因此我提倡的並不是單純地「活到100歲」，而是以「活到百歲不痴呆」、「活到百歲看起來還很年輕」為前提。

南雲　原來如此。換句話說，**是以活到百歲依然能自立生活為目標嗎？**以WHO發布的「健康壽命」為目標對吧！

【何謂健康壽命？】

健康壽命為世界衛生組織（WHO）於2000年發布的概念，係指人不需要看護，未纏綿病榻，能健康地自立生活的期間。2010年日本厚生勞働省（相當於我國行政院衛生署）計算後公布的日本人健康壽命為男性70．4歲（平均壽命79．6歲），女性73．6歲（平均壽命86．3歲）。

人活到１００歲並不是帶有特別的基因——白澤

白澤 人活到１００歲還很健康與纏綿病榻有何差異呢？我就是針對這個問題而展開研究。

南雲 為什麼針對活到１００歲以上的人呢？為何不以80歲的人為比較對象呢？

白澤 以年紀小一點的95歲或90歲的人為調查對象時，人數太龐大，從事流行病調查難度很高，因此，至目前為止，都是鎖定１００歲以上人瑞，因為人數較少，調查起來相對容易。

南雲 還有暴飲暴食或抽煙的人也能活到80歲，但無法輕易地活到１００歲。那麼，過什麼樣的生活才能成為百中選一的人瑞呢？調查時已經將焦點擺在這個問題上了吧！

白澤 是的。能夠活到１００歲可說是這方面的菁英，該項調查成為針對菁英的調查。現在，因為人數越來越多，所以調查對象的門檻已經越來越低。

南雲　任何人都能活到１００歲的時代已經來臨。原因何在？改善生活習慣嗎？還是醫療水準越來越進步呢？

白澤　這兩點還不足以說明。我認為應該還有更特別的因素。

南雲　更特別的因素？您是說基因嗎？

白澤　帶有特殊基因的人才能活到１００歲，研究之初我曾這麼假設，進行過基因檢測。尋找「長壽基因」相關研究時發現，百歲以上人瑞的數字剛剛好。目前，因為百歲以上人瑞的人數不斷增加，已經將年齡提高到１０５歲。

南雲　已經找到該長壽基因了嗎？

白澤　很遺憾。美國波斯頓大學有一位塔爾博士，他是這方面的專家，經常發表論文，但無論美國或歐洲都還沒有發現。日本的百歲人瑞身上也還沒找到這種基因。

南雲　說到長壽基因，目前大家比較了解的是「去乙醯化酶的基因」。

白澤　去乙醯化酶的基因是從酵母菌中找到的基因，實驗對象動物身上曾找到過這種基因。**人類身上也有七個去乙醯化酶的基因**，但是很遺憾，至目前為止，百歲人瑞身上都還沒有成功地找到過這種基因。

南雲 確實有點遺憾。

白澤 不過，研究中有找到相反的基因。聽說帶有該基因就會短命。據美國、歐洲，甚至是日本的研究結果都顯示，帶有apoe4基因的人壽命較短。

南雲 這種基因我還沒聽說過。

白澤 因為很少人帶有這種基因。我在東京都老人綜合研究所進行病理研究時只見過一例。但據相關研究顯示，帶有這種基因的人罹患阿茲海默型認知障礙與心臟病的機率相當高。這種人無法活到80歲。

南雲 帶有這種基因的人知道此情形時一定會感到很沮喪吧！

【何謂去乙醯化酶（Sirtuin）的基因？】

去乙醯化酶的基因又稱長壽基因、抗老化基因，活化此基因就能延年益壽。此基因活化後產生的蛋白質、去乙醯化酶即是去乙醯基酵素，與代謝、老化關係密切。這是1999年麻省理工學院的Leonardo Galante研究團隊發現。

【何謂apoe4基因】

帶著這種基因患病風險就會很高。帶apoe基因中的4號基因的人，罹患阿茲海默症或心臟病的機率就很高。雙親都帶4號基因，孩子遺傳到該基因時壽命就很短。帶apoe基因中的2號、3號基因的人比較不會生病。

長壽的理由中遺傳因素佔25%，環境因素佔75%！——白澤

南雲　那麼，什麼是長命百歲的決定性因素呢？

白澤　壽命的決定性因素中遺傳因素佔25%。此數據來自一份非常確切的研究資料，是丹麥的克里斯丁教授針對1000對左右的同卵雙胞胎進行研究後計算出來的。

南雲　同卵雙胞胎帶有相同的基因，異卵雙胞胎會出現兄弟或姊妹之差異，但是生活環境相同。

白澤　確實可計算出該數據。計算結果為長壽原因中遺傳因素佔25％，環境因素佔75％。

南雲　雙胞胎中若一個長壽，一個壽命短，那就和基因、生活環境無關。同卵雙胞胎中兩個都長壽，異卵雙胞胎並非如此時，那就與生活環境無關，完全是基因的關係。同卵雙胞胎與異卵雙胞胎中若兩個都長壽，那就與基因無關，完全是生活環境的關係。

白澤　因此認為人能夠**活到100歲的原因中，環境因素佔75％**。當然，**和基因也脫不了關係，但是只佔整體的25％**。

南雲　長壽原因中生活環境因素佔絕大多數。我認為，任何人都帶長壽基因，但是生活環境不改善的話，長壽基因就無法發揮作用。

外表是壽命的生物標記——白澤

南雲　我的理論係以「可年輕20歲」為關鍵字。長壽原因中生活環境因素若佔大多數，那麼活到100歲的人看起來應該很年輕。

白澤　外表年輕度與長壽息息相關，科學方面已得到印證。先前提過的克里斯丁教授最近發表過論文，他以930對70歲以上的雙胞胎為研究對象，針對其中1826位拍攝照片後，拿給41位醫療相關人士看，請對方推估研究對象的年齡。

南雲　比較雙胞胎的外表年輕度嗎？

白澤　是的。比較後發現，實際年齡為70歲的雙胞胎，外表上的平均年齡竟然出現64歲與74歲之差異。

南雲　差了10歲？

白澤　後來教授又針對上述評價進行十年的長期追蹤，**結果發現外表顯老的人比較早去世**。

南雲　相當具說服力。調查時比實際年齡顯老的人果真壽命比較短。

白澤　因此，該論文的標題為「外表是壽命的生物標記」。

從第一印象上就能看出體內的健康狀況！——南雲

南雲　所以我很重視「外表上的年輕」。希望自己看起來比較年輕的心情不是單純的虛榮心，照鏡子時看到自己很年輕時即表示身心都很健康。相反地，看到自己顯得老態龍鍾時，一定是身體不舒服或心情鬱悶。

白澤　南雲醫師寫過一本《每天照「鏡子」讓你長壽不老》的書對吧！

南雲　是的。照鏡子時若看到一張面容憔悴或疲憊不堪的臉，千萬不能怪罪鏡子，必須深入了解身心發出來的SOS警訊。

白澤　您是說，每天都必須檢查自己的健康狀況嗎？

南雲　**自己的身心出現變化時若沒有及早發現並做適當的處置就很可能會有惡化的跡象。**

白澤　對於別人的變化馬上就會發現，而且感到很憂心，對於自己的事情卻經常疏忽掉。為什麼會出現這樣的想法呢？

南雲　我是臨床醫師，在醫院時必須幫患者看診，我認為第一印象相當重要，譬如說，皮膚的狀況、姿勢、體型等，也就是說外表上的許多狀況一定與體內的疾病有關。

白澤 是的。醫學上稱「視診」。

南雲 有些如黃疸、貧血或皮膚濕疹等肉眼就能清楚辨認，有些則是肉眼根本無法辨識，只能感覺其所散發的氣息。病人踏進診療室的那一瞬間，有的讓人感覺充滿生命力或存在感，有的則讓人覺得活力漸漸地消失。

白澤 所謂的第六感嗎？

南雲 更高的境界。朝著活力漸漸消失的人問道「您怎麼了？哪裡不舒服？」時，聽到的回應是一定是「其實……」。當然，不能完全憑第一印象斷言所有的狀況，但是，我認為，**外在的年輕、漂亮印象，絕對是體內健康的顯現**。

壽命取決於端粒的長度——南雲

白澤 話題回到方才談過的雙胞胎調查吧！雙胞胎都是經過各項篩選後才成為調查對象。外表與壽命的唯一關係在於端粒的長度。端粒是血液上的生物標記，端粒較長的人顯得比較年輕。

南雲 端粒為「細胞的生命時鐘」，負責控制細胞的分裂次數。端粒存在什麼地方呢？就在DNA基因的尾端。端粒的英文為telomere，telo意思為「尾端」，mere意思為「部位」，整個字的意思為尾端部位。

白澤 南雲醫師說過「端粒長度和癌症有關」？

南雲 是的。因為暴飲暴食或抽煙而傷及粘膜時，周圍的細胞就會進行細胞分裂以增加數量，設法修復傷口，但是細胞分裂時就會消耗端粒而使端粒縮短。端粒縮短至極限時，**就會出現不停地進行細胞分裂的修復細胞。那就是癌細胞**。

白澤 當修復細胞要奪走生命時⋯⋯

南雲 因為基因已經被寫入針對在世上的所有生命發出「你必須活下來」的命令。癌細胞也想活下來。以人類而言，家族成員增加後一定會在屋旁的空地上增建房舍，同理，癌細胞數量增加後也會設法在旁邊的器官擴張勢力，該現象就叫做「浸潤」。除擴張勢力外，也會搬

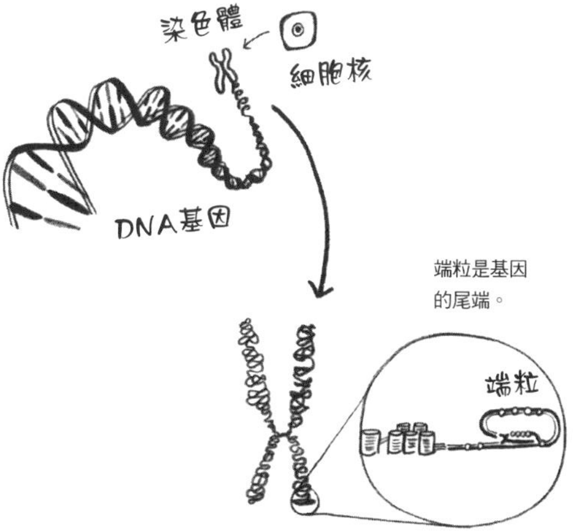

端粒是基因的尾端。

到比較遠的地方，該現象就叫做「遠距離轉移」。

白澤　充滿南雲醫師風格的解說。

南雲　我認為**生活習慣不好而耗損端粒是引發癌症的主要原因**。請看以下圖表，罹患率下降的是胃癌、肝癌、子宮頸癌，病因分別為螺旋桿菌、肝癌病毒、乳突病毒感染。衛生環境好轉，罹患率就逐漸下降。罹患率上升的分別為女性的乳癌、子宮體癌，男性的攝護腺癌，都與性荷爾蒙有關，是飲食西化或肥胖而導致血液中形成性荷爾蒙的原料「膽固醇」增加所致。大腸癌也與肉食量增加有關。抽煙當然是罹患肺癌的主要原因。白澤教授檢查過自己的端粒長度嗎？

不同部位的癌症年齡調整罹患率變化圖
〈主要部位˙對數〉[男性1975年～2005年]

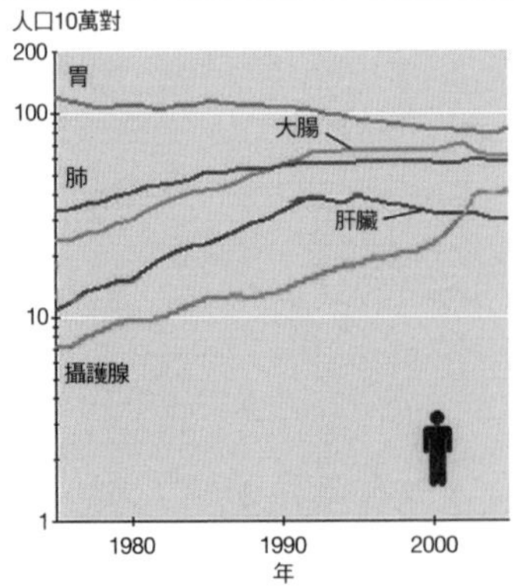

資料來源：獨立行政法人國立癌症研究中心癌症對策資訊中心
Source：Center for Cancer Control and Information Services, National Cancer Canter. Japan

不同部位的癌症年齡調整罹患率變化圖
〈主要部位˙對數〉[女性1975年～2005年]

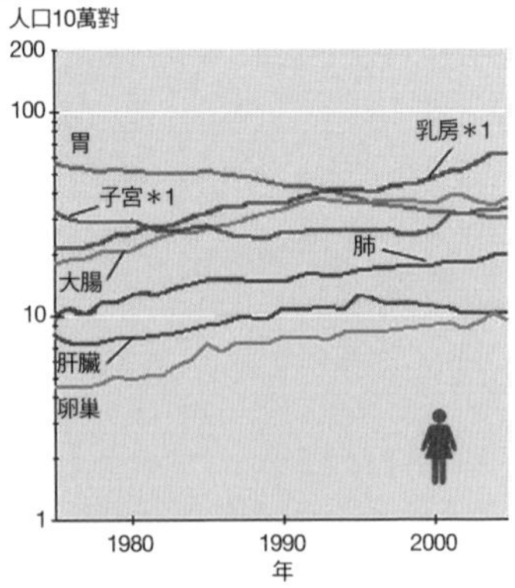

＊1 乳房與子宮頸包括上皮內癌。
※子宮包括子宮頸、子宮體以及其他「子宮部位不明」部分。
資料來源：獨立行政法人國立癌症研究中心癌症對策資訊中心
Source：Center for Cancer Control and Information Services, National Cancer Canter. Japan

白澤 研究時我頻繁地檢查自己的端粒。端粒末梢有一個名叫「G-tail」的部位，端粒本身不會輕易地出現變化，G-tail卻變化多端，可看出人們的生活是多麼地消耗端粒。

南雲 從端粒可以看出現在是幾歲嗎？

白澤 可以，但是因人而異，問題是不知道能不能稱之為端粒年齡。

南雲 可用於判斷生活習慣到底消耗掉多少端粒嗎？

白澤 是的。

【何謂端粒？】

人體內的一個生殖細胞進行細胞分裂後產生。細胞若不斷地分裂，人體就會不停地長大，因此，人體早就具備控制細胞分裂次數以避免細胞不斷地分裂的機制。負責控制的是位於基因末梢，素稱端粒的部位。細胞分裂時端粒就縮短，端粒被消耗掉時細胞自然就會死亡。

住在長壽村的人，端粒都很長——白澤

南雲　目前已知生活習慣不好易耗損端粒。相對地，端粒可以增長嗎？

白澤　請看以下圖表。這是一份以身心健全者為對象進行的端粒長度調查結果，從圖中即可清楚看出，端粒較長的人生存率較高。針對日本最有名的長壽村長野縣高山村調查後發現，居民們的端粒都很長。換句話說……。

南雲　**從圖中就能看出生活習慣對於端粒長度之影響**（P21圖）。

白澤　是的。端粒最長的女性為蘋果園的大嬸，男性為葡萄園的大叔。

端粒越長的人壽命越長

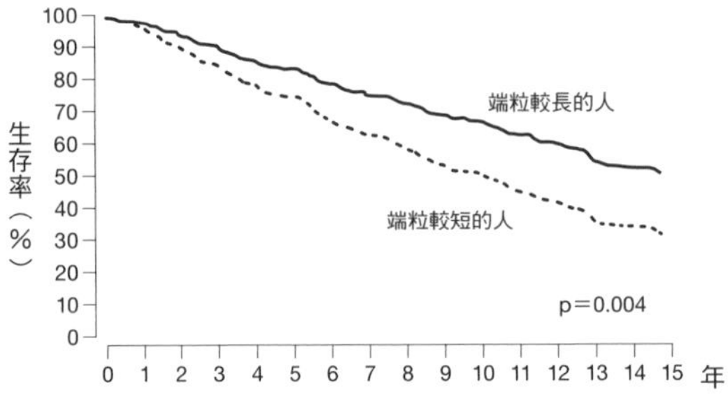

縱軸表示生存率，橫軸表示年

南雲 兩位都一樣，吃水果時連果皮一起吃（笑）。因為果皮中富含多酚，具抗氧化作用。人體因活性氧而氧化後老化，也就是說，端粒會被消耗掉。

白澤 兩位都未出現端粒被大量消耗掉的情形對吧！

南雲 但是還無法斷定兩位到底會活到幾歲。

白澤 是的。不過，測量患者的端粒長度後，就能清楚地呈現在圖表上，告訴患者這就是您的端粒長度。患者從圖表上就能清楚地看出自己的端粒是否比平均數長，到底落在哪個位置。

南雲 看到端粒太短時一定很受打擊吧（笑）。

白澤 是的，因此目前我已經針對知道自己的端粒太短後，設法改善生活習慣，能不能促使端粒增長問題展開研究。因為是白血球的端粒，所以我認為是可以改善。應該說或許是有可能辦到的。

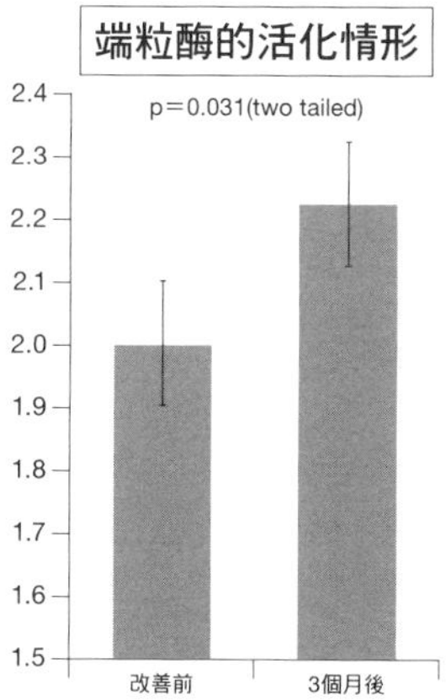

左為改善前的端粒酶活化數值。右為透過飲食、運動、紓解壓力等改善三個月後的數值。從圖表中即可看出明顯上升的情形。

【長壽十秘訣】

〈1〉血清白蛋白（肝臟部位形成的蛋白質）數值高。
〈2〉血清總膽固醇數值正常。
〈3〉下半身矯健。〈4〉認為自己很健康。
〈5〉記得最近的事情。〈6〉維持適當體重。
〈7〉不抽煙。〈8〉適量飲酒。
〈9〉血壓穩定。〈10〉社會互動良好。

抽煙確實會縮短壽命——南雲

白澤　端粒縮短的原因中危害最大的是抽煙。抽煙會完全地阻斷端粒酶的活性。

南雲　若以器具來比喻細胞，那麼，細胞裡面裝的就是基因。細胞分裂時不只是器具增加，還會拷貝（複製）基因。複製DNA基因的是名為聚合酶的酵素。而負責複製位於基因尾端的端粒的酵素是端粒酶。胎兒時期的端粒酶活性高達100％，出生後活性就下降。端粒酶被說成是導致停止成長與老化的原因，事實上，香煙才是端粒酶下降的最主要因素。

白澤　左圖（P23圖）為可增長端粒的端粒酶活性表，從圖中即可清楚看出抽煙者的端粒比較短。

南雲　製圖時會使用到所謂的「抽煙指數」，計算公式為（一天抽煙根數）×（抽煙年數）。假設1天抽20根煙，那麼抽煙長達20年時，抽煙指數就超過400。超過此數值後，罹患癌症或動脈硬化的機率就大幅上升。因此，千萬不能抱持著「反正我已經老了，現在戒煙也來不及了」的心態。

白澤　**因為從戒煙階段開始，端粒酶活性就開始上升。**

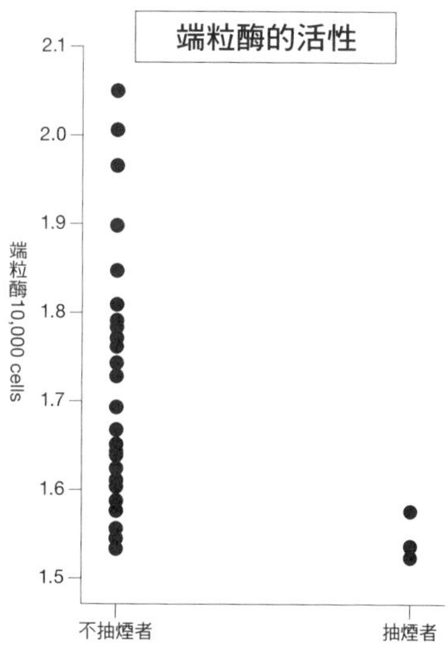

左邊的縱軸表示不抽煙者，右邊表示抽煙者。
從圖中即可看出端粒酶活性的明顯差異。

女性的端粒比較長——白澤

白澤　女性荷爾蒙與端粒也有關係。女性的端粒比較長，**因為端粒具有活化雌激素的作用，傳染病學上已經獲得證實**。這或許就是女性壽命較長的原因之一。

南雲　還有，男性和女性的壓力、抽煙率也不同，外食次數也不一樣。因此，必須找齊背景因素才能充分地了解，譬如說，日本最長壽的人瑞是泉重千代。

端粒會隨著年齡增長而縮短

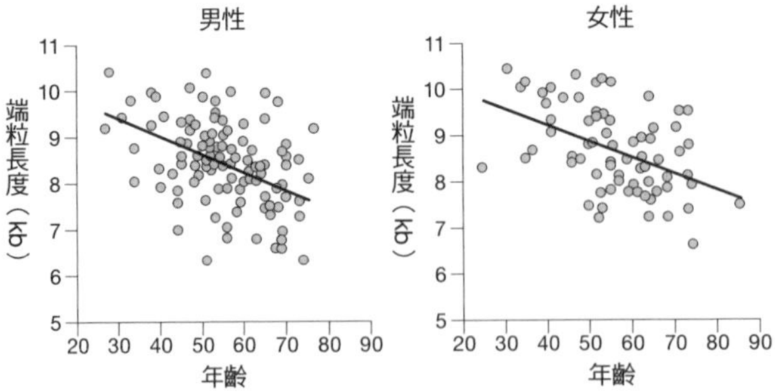

橫軸表示年齡，縱軸表示端粒的長度。端粒會隨著年齡增長而縮短，女性的端粒也比男性長。

可能導致端粒縮短的其他因素——南雲

白澤 除前面提過的因素外，採用哪種生活方式容易耗損端粒呢？

南雲 據相關研究報告顯示，肥胖、壓力太大易導致端粒縮短。

南雲 反過來說，**設法戒煙、瘦身、過沒有壓力的生活就能避免耗損端粒**。這種說法正好與長壽原因中的環境因素佔75％的說法不謀而合。

肥胖或出現胰島素阻抗性的人，端粒就會縮短

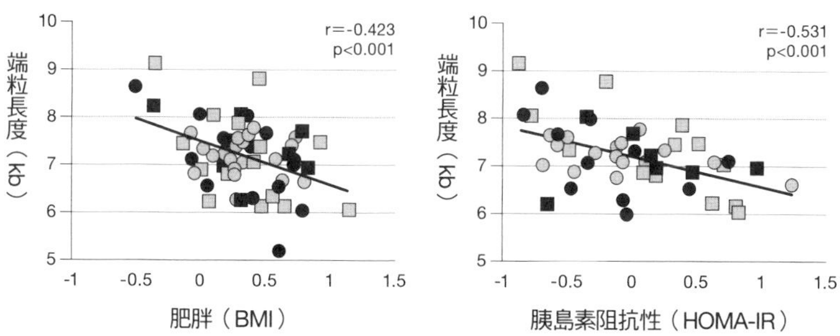

左圖中，BMI表示身體質量指數，計算公式為體重 ÷（身高的平方）。右圖中，HOMA-IR表示胰島素阻抗性指數，計算公式為空腹時的胰島素指數 × 空腹時的血糖 ÷ 405。胰島素阻抗性越高，端粒越短。

「飲食」與喚回青春的關係

限制熱量攝取的瘦身方式讓人充滿挫折感——南雲

南雲 我38歲的時候，體重最重時將近80 kg，嘗試過各種瘦身方法，努力了六年，發現並不是很有效，而且並未持之以恆。45歲起全面改善飲食習慣後才有現在的體型。

白澤 其實，這張照片讓我蠻羨慕的（笑），因為我從來沒胖過，學生時代還算壯碩，但是畢業後差不多就是這個樣子，體重在60 kg至65 kg之間徘徊。

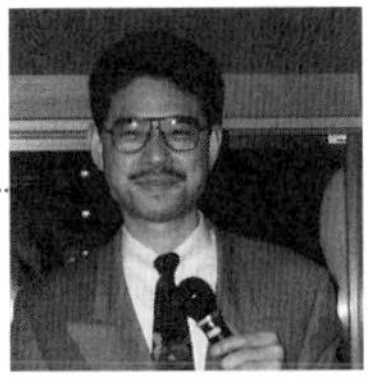

【18年前】38歲，體重77kg成為不折不扣代謝症候群患者，最喜歡吃肉和甜食，因為生活不規律而出現便秘、心律不整等問題。

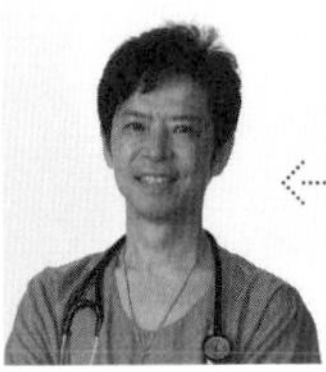

【目前】56歲，體重62kg現在一天吃一餐，以完全營養飲食為主，過著正常規律的生活。

南雲　您的身高多高呢？

白澤　173。

南雲　哦，一樣高。

白澤　BMI（身體質量指數）在20至22之間徘徊。

南雲　來談談我的瘦身經驗吧！我曾採用過計算熱量的減重法。我是醫生，患者來醫院看診時，都會請營養師指導營養的攝取方法，但是，患者根本不太肯遵守規定，因此經常會責怪患者「為什麼不遵守規定，這麼不愛惜自己的身體。」可是，當自己的體重達到80kg而想瘦身時，照著做過後才發現，那些做法真是愚蠢到讓人根本無法繼續做下去。這個得幾kcal，那個要幾kcal，這個肉丸子比較小，可以吃半個……等等，這種事情怎麼可能持續下去呀？

白澤　原來如此。

南雲　連計算熱量都無法持之以恆，實在真沒用，瘦身過程中不斷地譴責自己，心中充滿著挫折感，終於不得不放棄。

白澤　到底是為什麼呢？

南雲 心想，難道沒有更簡單的方法嗎？於是開始限制容器的數量，採用「一湯一菜瘦身法」，準備好飯碗、湯碗、碟子，下定決心吃飯時不添第二碗和吃點心，相對地，一天吃三餐，經過一年的努力，確實瘦下來了。可是，最後還是半途而廢。因為對我而言，一天吃三餐是很困難的事情。

白澤 碰到什麼阻礙嗎？

南雲 仔細想想，過去，早飯端到眼前時，經常因為沒有時間吃，或上一餐的食物未消化而沒胃口就不吃，或勉強吃一點而留下一大半，完全是依照身體狀況在吃早餐。

白澤 有過這種情形呀！

南雲 不過開始採用一湯一菜瘦身法後，在家人或醫院同仁的協助下，確實地準備了三餐，不再挑三減四地吃，用餐後腦子裡竟然浮現小時候吃飯時吃剩下就會挨罵的情景。其實自己也一樣，一直要求孩子們「不能這個也不吃那個也不吃」、「食物吃進嘴裡就必須吞下去不能吐出來」，完全不想想自己是一個胖老爹。有時候確實會感到無法持續下去。最後終於還是開口拜託妻子說「別再幫我準備早餐，有時候實在不想吃早餐」。

白澤 想喚回青春的過程真是一波三折呀！

早餐攝取足夠的營養，將來比較不需要別人照顧——白澤

南雲　一定要吃早餐，教授的書裡不是這麼寫嗎？

白澤　是的。那是參加東京都老人綜合研究所的活動時，以如何從中年開始預防老化為題的研究結論。研究後發現，邁入高齡期之後才開始預防老化就太遲了，因此針對該注意哪些事情才能避免邁入中年就需要別人照顧的議題進行更深入的探討。調查後發現，**不吃早餐的人將來比較需要別人的照顧**。無論日式或西式，**習慣吃早餐的人將來比較不需要別人的照護**。還有習慣攝取乳製品的人也比較不需要照顧，無論喝優格或牛奶都一樣。

南雲　為什麼？

白澤　據相關研究顯示，吃早餐者與不吃早餐者的胰島素分泌情形不一樣。不吃早餐，胰島素分泌就不順暢，白天攝取碳水化合物後，胰島素易出現過度反應。換句話說，胰島素的功能變差，該狀態持續下去就無法維持到高齡期。請看下一頁圖表，圖中縱軸表示胰島素阻抗性，橫軸表示年齡。活到90歲、100歲時，血液中的胰島素濃度就會降低。換句話說，胰島素阻抗性就會下降，胰島素功能就會變好。

南雲 糖尿病人看到這種情形時一定會感到很高興，以為年紀大了，糖尿病自然會痊癒。

白澤 這就會錯意了。**其實能夠活到100歲的人，飲食生活一定很規律，胰島素功能一定很好**，而糖尿病患者過去都沒有好好地過生活。

南雲 原來如此。

白澤 我也經常注意自己血液中的胰島素濃度。胰島素阻抗性較高的人功能較差，因此血液中的胰島素濃度較高。功能較好的人只要少量胰島素就能降低血糖。聖路加醫院的日野原醫師、熱愛滑雪的三浦敬山都屬於這個族群。活到100歲以上的人不會出現胰島素功能欠佳的情形。罹患糖尿病後平均壽命下降情形分別為男性10歲，女性13歲。**高齡期必須促進胰島素功能，否則無法成為長壽一族。**

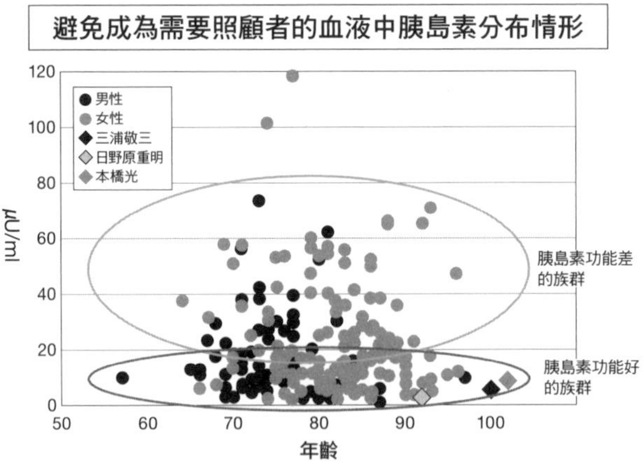

縱軸表示血液中的胰島素濃度。橫軸表示年齡。胰島素功能好，數值低且維持平穩的人壽命較長。三浦敬三、日野原重明的胰島素的功能都很好。

南雲 我一天吃一餐，所以沒吃早餐。從白澤理論就能了解到，白天攝取碳水化合物，人體就會大量分泌胰島素，而我白天不吃東西，所以不會分泌胰島素。

喝蔬菜汁可降低血液中的胰島素濃度——白澤

南雲 白天用餐時，白澤教授吃什麼東西呢？

白澤 我早餐喝蔬菜汁，中午飲用含50種營養成分的低熱量瘦身飲料。晚餐吃一般餐點，也會喝酒。

南雲 這就叫做一天三餐嗎？和我提倡的一天一餐不是一樣嗎？早上我也喝果汁，中午有時候吃水果，我認為，這些東西不能算是餐點，因此說「一天一餐」。

白澤　因為我把喝果汁也算成一餐。

南雲　世上不乏一天三餐之人卻只喝果汁，或像我一樣，吃水果卻不算一餐的人吧！您是喝市面上買的果汁呢？還是自己打果汁？

白澤　我自己打果汁。500ml。

南雲　一次可喝完500ml嗎？會不會太勉強呢？

白澤　一口氣就喝光。

南雲　沒有用餐也能降低血液中的胰島素濃度嗎？

白澤　是的。**喝蔬菜汁和果汁也能增進胰島素功能**。

南雲　將蔬菜和水果一起打成汁嗎？問題是，打成果汁後吸收較快，GI值很高呀！

白澤　包括數值高與低的果汁，我不會以含果糖的水果打果汁。蔬菜則至少使用兩種以上。絕對喝得完，500ml。

南雲　500ml，相當於自動販賣機買的寶特瓶1瓶份量對吧！

白澤 所謂的葛森癌症療法就是一天必須喝下2公升的蔬菜汁，即便分成四次，一次還是得喝500ml。

南雲 不用吃白飯的話，我贊同早上喝果汁的作法，但我認為必須空腹喝。我號稱一天只吃一餐，其實還是會喝果汁。可是，以榨汁機打果汁時，果皮不是都會打掉嗎？把富含多酚成分，具備抗氧化作用的果皮打掉未免太可惜了吧！

白澤 我使用果汁機，因此打出來的果汁含果皮。

南雲 與其說果汁，不如說果泥比較貼切。這麼做我就贊同。**因為植物的外皮具備隔絕外界的作用，以及抗氧化、治療創傷、抗菌等作用**。發揮該作用的就是果皮中的多酚成分。

白澤 葡萄皮之中含白藜蘆醇（resveratrol）成分。

南雲 該成分也是多酚。自古以來就有「每日蘋果，醫生遠離我」的說法，但果肉連皮一起吃才具備該作用。不只是蘋果，我吃柑橘時也連皮一起吃。

白澤 柑橘也連皮一起吃？

南雲 柑橘的外皮素稱「陳皮」，中藥裡百分之七十以上會添加。

白澤 您說的有道理。

白澤教授擬定

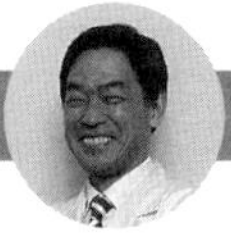

可喚回青春的七個飲食基本原則

白天活動身體不進食

依照人體的晝夜節律（diurnal rhythm），下午兩點為「燃燒模式」運作最旺盛時段，這時候靠酮體維持人體運作，不吃東西也不會感到疲累，可不眠不休地工作。

晚上想吃什麼可隨意吃

人體一到了白天就處於「燃燒模式」，晚上8點以後切換成「儲存模式」，建議晚餐時積極攝取優良蛋白質和油脂成分，像充電似地補充隔天所需的熱量。

早上攝取充足的養分

養成早上攝取養分習慣的人將來比較不需要別人照顧，原因在於不吃早餐的話，胰島素分泌就不正常。中年後預防老化相關調查結果即可證實。

油脂可提昇Omega-3的比率

酮體係以體內脂肪為熱量來源。建議晚上適量攝取優良油脂成分以免不足，最好攝取DHA、EPA或亞麻仁油等Omega-3成分。

早上喝蔬菜汁以降低血液中的胰島素濃度

降低血液中的胰島素濃度後維持穩定就能延年益壽。應避免攝取易導致血糖竄升的碳水化合物，建議以富含植物化學成分的蔬菜汁補給維生素或礦物質。

適度地限制熱量

限制熱量具有延年益壽的效果，可降低糖尿病等疾病的罹患率，避免出現腦部萎縮、骨質疏鬆等老年疾病，還會讓人顯得很年輕。恆河猴實驗就能證明。

早上喝多種蔬菜打成的果汁

打果汁時使用水果宜少量，以免血糖竄升。蔬果汁滴入檸檬汁或橄欖油等更順口好喝。4～5小時後酮體啟動身體機能，工作效率就會提昇。

效能別！ 白澤流 朝活※蔬菜汁

早上喝的果汁為喚回青春、延年益壽的泉源。每一顆細胞都吸收到維生素、礦物質等成分後，就能喚醒身體讓人顯得神采奕奕。應避免攝取過多的糖質成分，因此使用水果需適量。

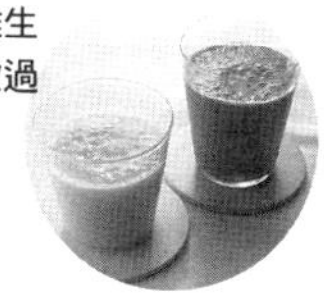

〈作法〉
材料分別切成一口大小後依序倒入果汁機裡打成果汁。

美化肌膚 富含茄紅素 防曬果汁

〈材料〉（2人份）

- ■水… 100ml
- ■西瓜…約1/8顆
  - ＊西瓜的茄紅素含量高於番茄。
  - ＊西瓜去籽，連皮下的白色部分都使用。
- ■番茄… 2顆
- ■紅色甜椒… 1顆
- ■橘色甜椒… 1顆
- ■枸杞… 20粒
- ■杏仁… 10顆

＊最後才添加，保留些微顆粒感。

預防痴呆 頭腦更清楚！ 健腦蔬果汁

〈材料〉（ 2 人份）

- ■水… 150ml
- ■小黃瓜… 1條
- ■西洋芹…（包括莖、葉） 1根
- ■酪梨… 1/2個
- ■薑黃粉… 1/2小匙
- ■黃豆粉… 1小匙
- ■卡宴辣椒粉（辣椒粉）… 1/2小匙
- ■核桃… 6粒

＊最後才添加，保留些微顆粒感。

預防癌症 清血作用 植物化學成分

〈材料〉（2人份）

- ■水… 200ml
- ■綠花椰菜苗… 1包
- ■高麗菜葉… 1片
- ■胡蘿蔔… 1/2條
- ■蘋果… 1/2顆
- ■杏仁… 8粒

＊最後才添加，保留些微顆粒感。

強化骨骼 富含鐵質與鈣質 強健果汁

〈材料〉（2人份）

- ■水… 100ml
- ■原味優格… 100ml
- ■西洋芹…（莖） 1/2根
- ■小松菜… 1/4棵
- ■無花果… 1顆
- ■芝麻… 2大匙

※朝活：主要以上班族為主，指利用早上工作之前的時間讀書、運動等等。

我最想推薦的是牛蒡茶——南雲

白澤　南雲醫師最推崇的是牛蒡茶對吧！

南雲　我為了瘦身而開始吃素後，機緣巧合認識了連續五代都在筑波栽種牛蒡的農家，對方問我「平常都吃些什麼蔬菜」，我回答「超商買的蔬菜沙拉等」，對方聽過後又說「不是種在土裡或活的都不能算是蔬菜，我帶你去見識一下真的蔬菜吧！」，因此我就跟著前往對方的家裡，種牛蒡的農家當然是端出牛蒡料理，真的很好吃。我原本便秘狀況很嚴重，為了改善症狀，於是請對方幫我寄送。

白澤　哦，因此養成經常吃牛蒡的習慣嗎？

南雲　是的，可是不管多好吃，總不能天天吃炒牛蒡絲吧！而且必須每天烹調也很費事，又擔心增加油、鹽的攝取量。到底該怎麼吃才好呢？於是又請教了對方，對方說「從前大家都很窮，買不起茶葉時，就會將柿子葉、魚腥草、牛蒡等乾燥處理後用來泡茶。」

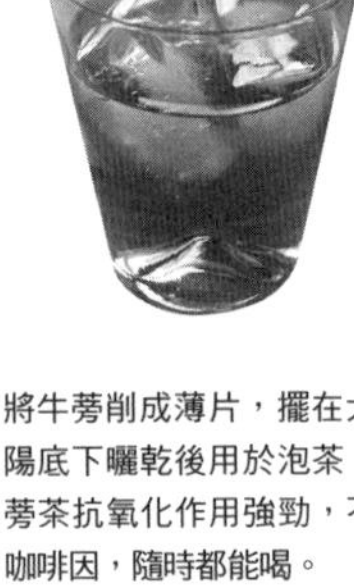

將牛蒡削成薄片，擺在大太陽底下曬乾後用於泡茶。牛蒡茶抗氧化作用強勁，不含咖啡因，隨時都能喝。

白澤 所以就開始喝？

南雲 是的。喝過後試著深入了解研究，發現牛蒡具備強勁的抗菌作用，從前人們還以牛蒡水清洗流理台。

白澤 牛蒡的抗菌效果很強嗎？

南雲 牛蒡的多酚成分叫做皂素。皂素一詞源自於肥皂，和肥皂一樣，具備介面活性作用。細菌的細胞膜係由素稱膽固醇的脂肪形成，皂素具備分解該脂肪後殺死細菌的作用。

白澤 真的嗎？

南雲 喝下牛蒡茶後，即可促使腸道內脂肪乳化成乳糜球（micelle）後排出體外。牛蒡成分進入血液裡就會緊緊地附著在壞膽固醇上，將血管清理得很乾淨。換句話說，**牛蒡的介面活性作用對肌膚或瘦身都有好處**，因此希望推薦給更多人飲用。**牛蒡是蔬菜中多酚含量名列前茅的蔬菜**。

蔬菜的抗氧化活性

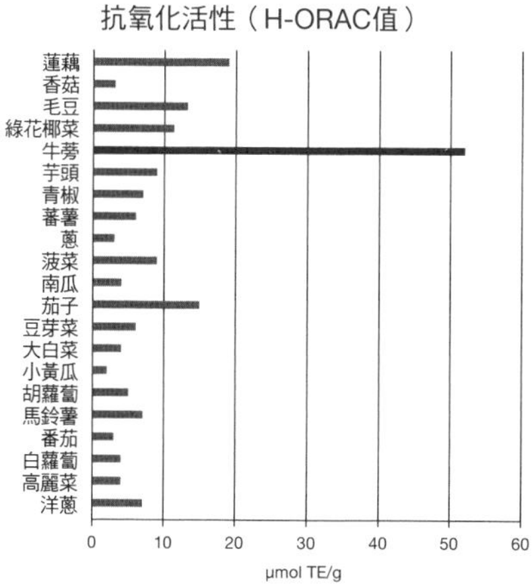

白澤　因為多酚具備抗氧化作用，可保護植物以免出現氧化現象。

南雲　當然，牛蒡的抗氧化作用也很強。經過烘焙後泡成牛蒡茶，抗氧化作用可大幅提昇50%。

以多種蔬菜打成綜合蔬菜汁——白澤

白澤　我對食材並無特別偏好，認為以多種蔬菜打蔬菜汁的疾病預防效果一定優於只使用一種食材。從一項以1800位西雅圖居民為對象的相關調查結果即可得知。那是一項先針對吃什麼食物能預防阿茲海默症問題進行篩選，再針對居民吃過的食物深

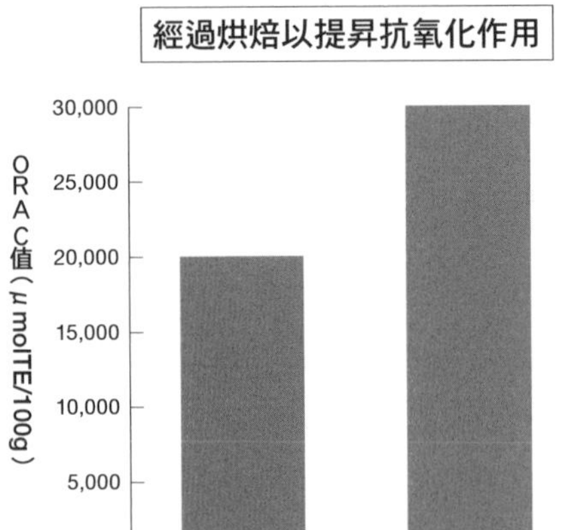

牛蒡富含皂素（多酚）與菊糖（黏多醣）成分，可預防各種疾病，經過烘焙後效果更好。營養成分更濃縮，可改善腸道內環境。

入調查後發現，習慣喝蔬菜汁的人身體比較健康。最有趣的是居民喝的蔬菜汁都是使用番茄、胡蘿蔔等常見的蔬果。喝下兩種以上蔬菜打的蔬菜汁即可預防疾病，由此可見喝混合多種蔬果的綜合蔬菜汁最好。

南雲　綜合蔬菜汁該怎麼打呢？

白澤　任何蔬菜都能打成汁。可將好幾種手邊現有的蔬菜打成汁，或將冰箱裡的蔬菜都拿出來打汁。然後想想如何打成順口好喝的蔬菜汁，譬如說加蘋果，或滴入檸檬汁、橄欖油。

南雲　加橄欖油後不就像在喝西班牙冷湯嗎？加入麵包或許也會很好喝吧！

【喝了會讓人變年輕的南雲流西班牙冷湯作法】

材料（方便調理的份量）

■小黃瓜⋯1條　■西洋芹（含莖、葉）⋯1根　■洋蔥⋯1／4顆　■蒜頭⋯1瓣

■土司麵包（儘量使用全麥）⋯1／2片　■水⋯1杯　■橄欖油⋯1大匙

■檸檬汁⋯⋯少許　■鹽、胡椒⋯各適量

作法

1 材料分別切成一口大小後，將鹽、胡椒以外的材料放入果汁機裡打成蔬菜汁。

2 以鹽、胡椒調味。亦可依喜好添加Tabasco辣椒醬。

攝取「完全營養」最健康，碳水化合物宜選全穀類。吃魚時魚骨、魚頭一起吃下肚，吃蔬菜時連葉、皮、根都吃光光——南雲

白澤　可以吃碳水化合物嗎？南雲醫師能不能說說您的看法呢？

南雲　可以。因為我建議攝取完全營養，所以吃穀類時我都選全穀類，碳水化合物必須是未精製處理，吃糙米飯而不吃白米飯，吃黑麥麵包而不吃白麵包，重點是都吃未精製處理的食物。

白澤　什麼是完全營養？

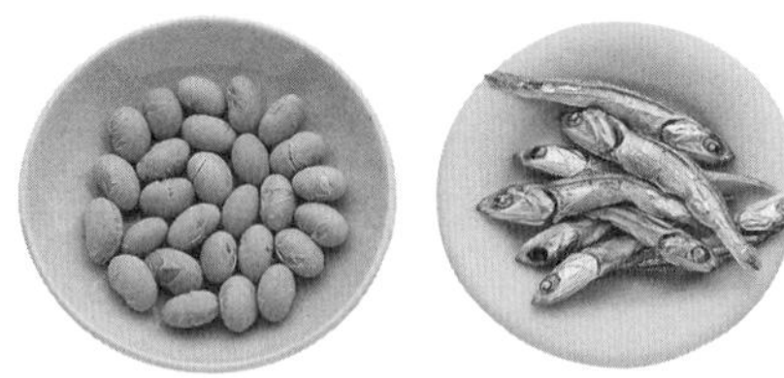

炒豆或小魚乾本身就是一個生命體，可稱之為「完全營養」。吃這些食物就能均衡地攝取到構成人體的重要營養成分。

南雲 什麼東西都得吃，不能挑食，小時候經常被唸，但有時候還是會因為身體的關係而不想吃。日本厚生省曾提倡過「每天必須吃30種食物」的政策，現在不再提倡了，但我覺得，這一點我就做不到。我認為，**若能均衡地攝取構成人體的所需營養素，即表示攝取了完全營養**。至於該吃什麼東西呢？我認為，人類是海生動物演化而來，因此應該從小魚吃起。然後無論是海裡或陸地上的動物，若能整個吃下肚就能攝取到完全營養，豬、牛無法整個吃下肚，因此稱為部分營養。吃魚時也一樣，吃鮪魚等大型魚類時只吃肥嫩的腹部，吃其他魚類時剩下魚頭等，只能攝取到部分營養。因此建議**吃小魚時最好連頭部、腹部與骨頭一起吃，吃蔬菜時連根、葉、皮一起吃下肚**，五穀食材則吃全穀類。

建議採用「零糖質」飲食——白澤

白澤　不攝取碳水化合物也能降低血液中的胰島素濃度。因為攝取葡萄糖後，形成酮體的迴路會堵塞。

【何謂胰島素？】

胰臟分泌的荷爾蒙。用餐後血糖上升，人體就會分泌胰島素，胰島素具備降低血糖的作用。糖質代謝機能異常時，胰島素分泌量就會變少或失去功能，出現慢性血糖升高現象，引發糖尿病或動脈硬化症狀。

其次，血糖上、下波動太劇烈時也不好。最好能降低血糖值，讓血糖隨時都能正常地發揮作用。

【何謂Glucose？】

Glucose意思為葡萄糖，富含於水果和穀類，攝取後於體內分解而成為熱量來源，以血糖形式存在血液中，濃度由胰島素調控。攝取葡萄糖後比脂肪更容易分解與吸收，因此效果立即呈現，但不持久。攝取後經過三小時左右就失去作用，血糖值跟著下降。

【何謂酮體？】

乙醯醋酸、水楊酸、丙酮之總稱。體內的脂肪酸產生活動熱量時形成的物質。脂肪為1g9卡洛里。相較於糖質，熱量較少又持久，有助於提昇工作效率。

白澤　大部分人都是早上攝取碳水化合物而往腦部輸送葡萄糖，以該成分為活動的能量來源，同時往血液裡分泌胰島素。分泌胰島素後即可降低血糖，但經過一段時間後，糖就會漸漸地枯竭，腦部又想要葡萄糖……。結果又想吃碳水化合物或砂糖。攝取後血糖值又上升，分泌胰島素後又下降。血糖反覆地劇烈波動，人體根本無法分泌可有效燃燒熱量的酮體。

南雲　的確。

白澤　相反地，**不攝取葡萄糖的話，人體就會分解脂肪以形成酮體**。結果，大腦的代謝迴路就會利用酮體而不會運用葡萄糖。人體不使用胰島素，血糖就不會下降。肝臟部位就會透過「糖質新生」迴路產生熱量來源的葡萄糖，大腦靠酮體維持活動，就不會出現飢餓感，工作效率自然就提高。目前美國已研發出一種嶄新的飲食法，且命名為「酮體飲食」，那是一種碳水化合物成分低，富含脂肪與蛋白質成分的飲食方式，採用後就不會分泌胰島素，又可暢通酮體的迴路。

南雲　採用阿金減肥法（Atkins Diet），脂肪為飽和脂肪酸不是很危險嗎？

白澤　油脂品質必須慎重考量。

南雲　不使用肉類油脂，使用魚或植物油可以嗎？

白澤　Omega-3嗎？必須增加比率。

【何謂Omega-3？】

Omega-3為進入體內之後不會凝固的不飽和脂肪酸種類之一（其他如Omega-6、Omega-9），含現代人容易缺乏的α-亞麻酸成分，從亞麻仁油、魚類攝取到的EPA或DHA成分中即富含該成分。希望由酮體的熱量維持身體運作時，建議積極地攝取。

飢餓狀態下去乙醯化酶的基因活化效果更好——白澤
最佳攝取時機為肚子餓得咕嚕叫的時候——南雲

南雲 其次為吃東西的時間，一天1500kcal，分三次，一次500kcal，不會吃太飽，也不會餓肚子。採用這種攝取方式，和像我這樣白天不吃東西，晚上才攝取1500kcal，您認為哪種方式比較好呢？

白澤 **就動物實驗而言，一天吃一頓，肚子有時候餓得咕嚕叫比較好**。長壽基因確實地活化12小時。早上就開始禁食的話，那就傍晚用餐。

南雲 果然。相較於一菜一湯每天吃三餐，一天吃一餐後我的身體狀況更好。

白澤 另一方面，少攝取熱量比較好，這個建議和去乙醯化酶的基因無關，是根據恆河猴的實驗結果。少攝取30%的熱量後會出現什麼樣的結果呢？從實驗結果就能看出，罹癌的機率下降，引發糖尿病的機率幾乎降低為零，引發老年疾病、動脈硬化的機率也大幅下降，也不會出現腦萎縮或骨質疏鬆症。整個人顯得更年輕。該結果是否與去乙醯化酶的基因有關呢？目前尚無定論。

南雲　反過來說，因為吃太飽而血糖居高不下時，會引發糖毒性嗎？

白澤　有可能。吃太多、太隨性或沒有節制，最容易引發癌症，和動脈硬化、心臟病也息息相關。

南雲　「糖有毒嗎？」，我經常被問到這個問題。糖沉澱體內的現象稱「醣化」或Glycation。脂肪沉澱後引發動脈硬化的情形可以想像，但糖沉澱又是怎麼一回事呢？打個比喻好了，就像把油倒進鍋裡之後，不管怎麼煮都不會燒焦的現象。

白澤　比喻得真貼切。

南雲　煮湯（胺基酸）也是怎麼煮都不會燒焦。只煮砂糖會變成焦糖狀，但不會燒焦。那煮飯或煮咖哩呢？一定會燒焦，出現無法輕易洗掉的焦黑現象。

白澤　倒入清潔劑或不管泡水泡多久都洗不掉。

南雲　因為白飯中的糖質與蛋白質結合後產生了「糖蛋白」。咖哩、馬鈴薯加熱後，其中的糖質就會和湯裡的蛋白質結合，該現象稱「梅納反應」，而前述狀況下產生的糖蛋白又稱ＡＧＥ（最終醣化產物），沉澱體內時就無法分解，成為附著體內的焦粑。最容易附著在哪種蛋白質上呢？答案是血管彈性纖維的膠原上。附著後結合，形成ＡＧＥ時易導致血管硬化，出現動脈硬化現象。其次，也可能與肌膚的膠原結合，因此，吃甜食就容易讓人顯老。

白澤 南雲醫師完全不碰甜食嗎？

南雲 至目前為止，我都是一天吃一餐，白天肚子餓時會捏點甜的東西吃。但，吃過甜食就想睡覺，所以已經改掉吃甜食的習慣。

白澤 我提出的以酮體為熱量來源的低糖質理論，與南雲醫師提出的糖毒性理論真是不謀而合。

南雲 我以為白澤教授也是「吃早餐派」，原來是喝低熱量的蔬菜汁。換句話說，只有晚餐一餐吃主食，白天採用了低糖質飲食。具體地完成「飲食新理論」。

【何謂白澤・南雲的飲食新理論？】

晚餐才吃一天的主食，早餐、中午喝低糖、低熱量的蔬菜汁（白澤理論）或禁食（南雲理論）。白天由交感神經，晚上由副交感神經佔優勢，促使人類與生俱來的生理時鐘同步運作。不攝取具麻醉作用的香煙、咖啡因、糖、化學調味料。

南雲醫師擬定

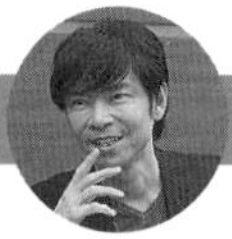

可喚回青春的七個飲食基本原則

吃蔬菜時連皮、葉、根都吃光光

蔬菜不去皮才能攝取到「完全營養」。蔬菜的外皮具備阻絕外界的作用，外皮中富含多酚成分。葉與根部也都很重要。建議全部吃光光。

吃魚時連魚骨、魚頭一起吃下肚

大型魚通常分切成肉塊，不能算是「完全營養」。建議積極地攝取可連頭一起吃的小魚乾或魩仔魚等小魚。吃鮮蝦等海鮮時尾部也別丟掉，一起吃下即可補充鈣質。

一天一餐以啟動長壽基因

處於飢餓狀態就能活化人體的長壽基因。一天吃一餐，等肚子餓得咕嚕叫時再用餐吧！成長荷爾蒙與好的脂肪細胞激素也啟動，人體就會變年輕。

糙米優於白米全麥麵包優於白麵包

攝取碳水化合物時也該挑選「完全營養」。米糠、小麥的外皮中含膳食纖維與礦物質成分，攝取後可預防血糖急速竄升。建議吃簡單又好吃的超營養飯糰（P92）。

牛蒡茶任何時候都能喝

牛蒡富含素稱皂素的多酚成分，因介面活性作用而將壞膽固醇排出體外。將牛蒡乾燥處理後泡成牛蒡茶，即可大幅提昇抗氧化作用，而且不含咖啡因。

晚餐後馬上睡覺

糙米飯、料多味美的味噌湯、烤魚，還有蔬菜…這就是我的晚餐。飯後啟動「糖質迴路」就能沉沉地入睡。睡眠中由成長荷爾蒙負責修復身體。

肚子餓了就吃含「完全營養」的食物

以富含構成人體所需營養成分的食材烹調餐點後食用，就叫做完全營養飲食。想吃點東西時，捏點炒豆或小魚乾墊墊肚子吧！千萬不能因為吃下甜點而啟動「糖質迴路」喔！

南雲醫師推薦！可喚回青春的飲食①

這就是我年輕20歲的基本飲食！

牛蒡茶

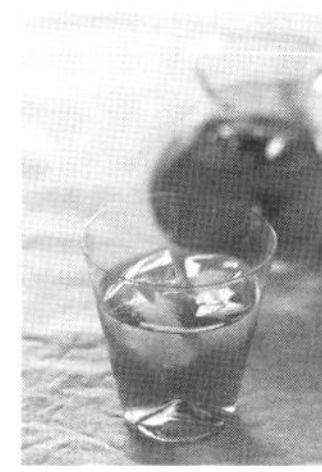

18年前已經成為代謝症候群患者的我變年輕了，
主要原因是我發現了牛蒡的作用，
然後每天隨時隨地都喝牛蒡茶。
當然，現在都是以牛蒡茶補給水分。
無論裝在熱水瓶裡保溫或冰過才喝都很美味，
以牛蒡茶稀釋燒酒更好喝，
而且喝起來很健康。

〈牛蒡茶的效能〉
●預防腦中風、心臟病 ●改善高血壓 ●預防糖尿病、癌症 ●改善虛冷、浮腫現象
●防止肌膚老化 ●預防與改善感冒症狀 ●改善青春痘、狐臭 ●清血作用
●分解與消除脂肪、膽固醇 ●瘦身

〈材料〉■牛蒡… 適量

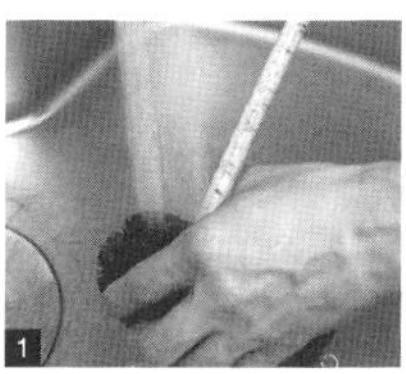

利用刷子將牛蒡刷洗乾淨，只需刷掉泥土。外皮富含可讓人變年輕的重要成分，因此不去皮。

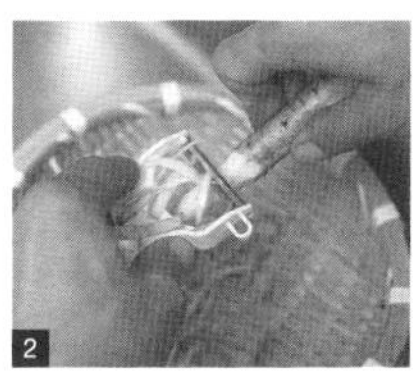

利用削皮器削成薄片。這時候不泡水。

不會糾結在一起即可。

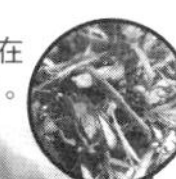

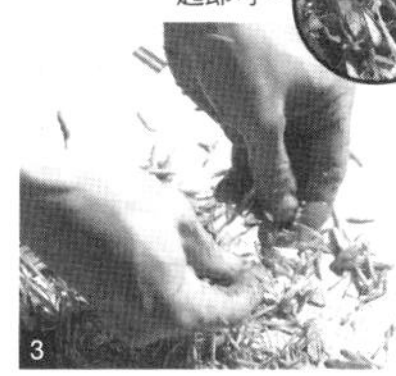

將報紙鋪在陽光充足的場所，再將牛蒡薄片曬成酥脆狀態。

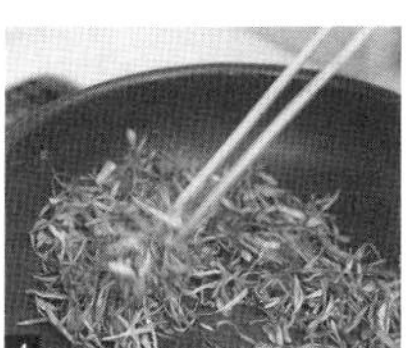

將步驟3倒入平底鍋裡以中火煸炒，炒乾水分後離火。

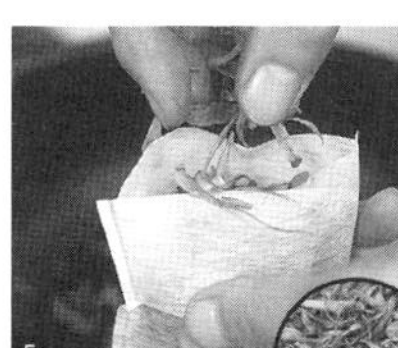

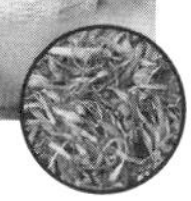

將適量的步驟4放入茶包裡，1包可沖泡2～3L的牛蒡茶。

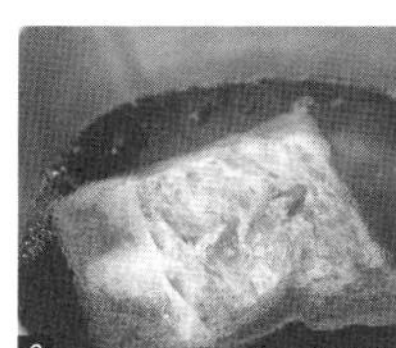

將2～3L冷水與1包牛蒡放入鍋裡煮成牛蒡茶。以電熱水壺沖煮更好喝。

白天不吃東西感覺身體比較舒服——南雲

因為靠酮體維持身體的運作——白澤

南雲　我肚子餓才會吃東西，肚子不餓就不吃，沒有食慾時也不會勉強吃。尤其是白天，吃下一顆飯糰足以讓我睏倦得無法完成手術工作。

白澤　攝取碳水化合物後，胰島素產生反應，血糖降得太低而感到睏倦。您是出現這種情形吧！

南雲　是的。

白澤　不採用這種飲食方式後，不知不覺中，南雲醫師的身體已經形成運用酮體的脂肪迴路了，形成不消耗葡萄糖的代謝機制。

南雲　原來如此，不攝取糖質即可使糖質迴路停止運作，就不會繼續地消耗糖質（肝醣），所以血糖也不會下降。相對地，因脂肪燃燒而啟動「脂肪迴路」，換句話說，可產生酮體的迴路就會啟動。脂肪幾乎取之不盡用之不竭，因此可繼續工作，也不會感到肚子餓。

白澤 但，**攝取糖質後酮體迴路立即被阻斷，糖質迴路開始運作就想睡覺又肚子餓**。

南雲 呈現飢餓狀態時，人體就會為了提供胺基酸給肝臟而開始分解體蛋白，也就是開始分解肌肉嗎？

白澤 那是脂肪完全燃燒殆盡後才可能出現的情形。德國與俄羅斯有所謂的「飢餓療法」，還設有專門從事飢餓療法的醫療設施，彙整出詳盡的數據，但重點是，即便禁食，也不會分解體內蛋白質，會選擇性地分解脂肪。

南雲 麻煩您再說明具體一點好嗎？

白澤 以一個體重70 kg的人為例，假設脂肪為30％，那麼脂肪重量大約20 kg。開始禁食後，最先消耗掉的是葡萄糖，然後出現酮體，比較快的人大概半天就會出現。繼續維持該狀態，大約3天左右身體就會出狀況。因為酮體引發acidosis（血液傾向酸性）現象，人體就會失去活力。

南雲 採用阿金減肥法時，聽說也會引發頭痛或腹瀉等症狀。

白澤 但如果可以順利通過的話，就會開始分解脂肪細胞，啟動形成酮體的迴路。直到脂肪完全消失為止，幾乎不會分解蛋白質。

南雲 這麼說來，體重70kg的人體內只要有20kg脂肪，1g等於9kcal，1kg等於9000kcal，20kg等於18萬kcal，而成年男人一天攝取的熱量為2000kcal⋯。

白澤 單純計算的話，可維持90天。

南雲 最要不得的情形是，**肚子餓得咕嚕叫時大快朵頤地吃甜食**。

白澤 吃過甜食後，形成酮體的迴路就會被阻斷，開始分泌胰島素，血糖下降後就想睡覺，陷入這樣的狀況中。白天都是靠酮體維持身體運作，我過這樣的生活已經一年了。門診時我可以持續地工作而不必休息，白天幾乎處於禁食狀態。採用這種方式後活動力一直維持在高峰狀態，限制我工作的不再是腦部而是電腦運作太慢。長時間處於緊繃狀態也不疲累，工作效率反而更高。

【何謂酸中毒？】

體液中出現酸異常蓄積的狀態，又稱酸血症。正常狀態下體液酸鹼值為pH7.4，此數值下降時就會引發酸中毒，可能出現兩種症狀，一種為肺部功能或呼吸氣管異常而引發頭痛、嗜睡、意識模糊等意識障礙的呼吸性酸中毒。另一種症狀為酸性物質過多而引發的異常、代謝性酸中毒。

（註）本書中所稱「酸中毒（Acidosis）」係指人體細胞組織、血液的酸鹼度失去平衡而偏向於酸性的狀態；鹼中毒（Alkalosis）則是指偏向於鹼性的狀態。

白天活動身體不進食——南雲
完全符合基因的生活方式——白澤

南雲　早餐、中餐不進食，相對地，晚餐時隨自己喜好大快朵頤。

白澤　我也是。早餐只喝果汁，不吃午餐，不停地工作，晚上則隨意吃。

南雲　晚上睡前吃，眨眼間就想睡覺。晚上10點以後最好別進食的說法經常會聽說，可是我都10點就上床睡覺，飯後到上床的時間其實非常短。

白澤　完全符合BMAL1基因。

【何謂BMAL1基因？】

BMAL1基因又稱時鐘基因，是掌控晝夜節律的基因之一。調控體內代謝，下午2點為基因活性下降至最低點的時候，這時候人體機能就會進入燃燒體脂肪的「燃燒模式」。另一方面，凌晨2點就會升高。活化基因即可啟動功能，將脂肪儲存在細胞裡。

白澤 人類過狩獵生活的時代相當長久，開始農耕生活才數千年，就漫長的人類史而言，那是不久之前的事情。以糖質為主的飲食就是因為這個關係。從前的生活完全符合BMAL1基因的週期，下午2點人體機能進入燃燒模式後，人類都是在打獵（下圖）。因為已經進入燃燒脂肪的循環狀態中，因此讓脂肪燃燒比較好。這時候正好是南雲醫師正忙於手術工作的時候。

南雲 是的。

白澤 相對地，夜晚是儲存脂肪的時候，凌晨2點蓄積能力達到顛峰，因此，這時候最好在睡覺，這才是人類該有的生活方式。所以說晚上吃東西會發胖。

南雲 「吃過後馬上睡覺難道也會發胖嗎？」，面對這個問題時我會說「是啊！所以說隔天早上不吃早餐也沒關係」。儲存脂肪的效果好，隔天的早餐、中餐時段，不吃不喝都沒關係。

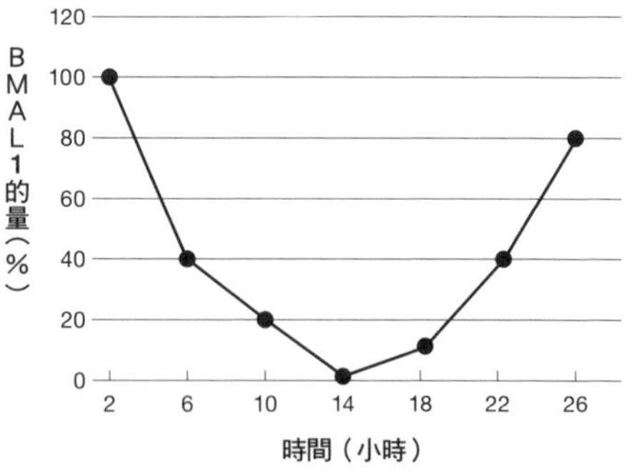

表示一天當中體內的晝夜節律BMAL1基因活動情形的圖表。「燃燒模式」達到顛峰時為下午2點，這個時段必須活動不應該吃東西。「蓄積模式」達到顛峰時為凌晨2點，這時候人體正在充電儲存隔天所需的熱量。

白澤 南雲醫師也親身體驗，實際採行過BMAL1瘦身法對吧！認為最好採用符合基因的方式。沒想到南雲醫師和我都做過相同的事情。

南雲 人類在十七萬年的歷史長河中，過著狩獵生活的時候，早上起床後根本不可能馬上就吃東西，必須空著肚子，眼睛炯炯有神地出門去打獵。交感神經處於優勢，身體機能進入「工作模式」。血液中源源不絕地產生腎上腺素與雄性激素等戰鬥激素。捕捉獵物享用後，副交感神經才佔優勢，開始進入「休息模式」，過著充分儲存脂肪的生活。這種由晝夜兩部分構成的晝夜節律又叫做「Circadian rhythm」。可配合此節律，白天採用低糖飲食或禁食以使身體趨近於酸性（Acidosis），夜間攝取糖質以使身體趨近於鹼性（Alkalosis）。

白澤 真是了不起的新理論。

「運動」可讓人變得多年輕呢？做什麼樣的運動才能喚回青春呢？

劇烈運動很傷身——南雲

心跳次數必須以180扣掉年齡的數字為限——白澤

南雲　繼續端粒與壽命有關的話題吧！養成走路的習慣可使端粒增長嗎？

白澤　有相關資料。那是一份運動可活化端粒酶的論文，P57的圖表就是該研究結果。針對攝護腺癌患者的生活習慣進行介入性研究後彙整出來的結論是「有效果」。

南雲　運動後疾病為什麼會好轉呢？

白澤 很遺憾，目前還不清楚其中道理。

南雲 就圖表上來看，運動員的端粒比較長，但，運動員的壽命通常比較短。

白澤 主要原因是劇烈運動容易傷害到膝蓋。膝蓋受傷後將來可能臥病在床。臥病在床後出現認知障礙的機率就很高。

南雲 這種說法我也贊同。完全不運動的人，尤其是體重不輕的人，一從事劇烈運動就很容易傷到膝蓋。走路時腳無論如何都得離開地面，腳再次踏上地面的那一瞬間，雙腳承受的負荷絕對大過於自己的體重。

白澤 是的。

南雲 對心臟也會造成負擔。無論身軀龐大如相撲選手或身材纖瘦的人，其實心臟大小都差不多，必須靠拳頭大小的心臟維持整個身體的血液循環，倘若又因為跑步等而加重負荷，心臟就會

運動就能提昇端粒的活性

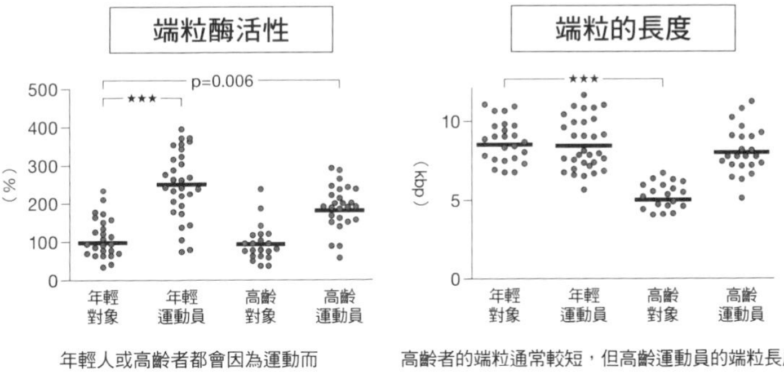

年輕人或高齡者都會因為運動而增進端粒酶活性。

高齡者的端粒通常較短，但高齡運動員的端粒長度一直維持年輕人的水準。

加速跳動。心臟本身的細胞屬於終端分裂細胞，無論老鼠或大象，一輩子的心跳次數都高達20億次。因此，**隨便增加心跳次數就可能導致心臟壽命縮短**。

白澤 是的。

南雲 過去，到健身房運動時，教練總是說，必須在心跳次數每分鐘維持150次狀態下運動1小時才有效，以前都這麼教。現在還這麼教嗎？

白澤 不清楚。150次實在是太快了，有風險。**我都是以180扣除年齡後的數值為最大心跳數**。

南雲 採用Maffetone計算公式，平常不運動的人應以170為基準來扣除年齡數，20歲的年輕人可將心跳數提高到150次，但70歲的人千萬不能超過100次。

快走效果好——白澤
我是最忠實的不運動派——南雲

白澤 堅持不加速心跳的話，那就快走好了。採間歇式快走就能達到效果，或者慢慢跑，像踏步般慢跑。30分鐘就夠了，每星期5次，每次30分鐘，共2.5小時。不論年齡，不必勉強。

南雲 我並不建議運動。因為現代人太忙碌，**很難撥出運動的時間和體力，根本無法持之以恆地運動**。因此，最重要的是日常生活中應該多活動身體。

白澤 怎麼活動身體呢？

南雲 那就是不運動。上班族出門時從家裡到電車站都走路，不搭車。上車後不坐座位，也不抓吊環。

白澤 車輛晃動得很厲害，要維持身體平衡可不容易呀！

南雲 而且很耗費體力，但可鍛鍊平衡感與柔軟度。下車後抬頭挺胸地從車站走到公司。啟動交感神經後以最大步伐走路。以不會造成心臟負擔的心跳次數走路，即可維持血液的循環。這是一項藉由小腿肌肉的泵浦作用將血液送回心臟的運動。最好是可將末梢血液源源不絕地送回心臟的運動。女性朋友們出門就搭車，這樣是不行的。

白澤 在家時怎麼活動呢？

南雲 譬如說，**早上送家人們出門後，直到午休前都不坐下**。因為一坐下就會打開電視，家裡有小包裝零食就會打開來吃。這麼一來，一小時轉眼間就過去。因此建議別坐下，非常有效率地做家事。打掃時最好由上往下移動，從天花板或牆壁上方開始往下撢掉灰塵，然後擦窗戶。清理桌面後吸地板，四肢著地擦地板⋯流的汗水一定會多於運動，因此打掃後就沖沖澡，沖澡後利用擦身體的浴巾擦拭浴室的牆面或地板，然後將浴巾連同換洗衣物一起洗乾淨。洗好衣服後下午就完全空下來，可以隨心所欲地度過悠閒的時光。

白澤 我想推薦的是平衡球運動。將手球大小的軟球擺在椅子上，然後坐在球上，坐好後必須挺直背脊才不會摔倒，可鍛鍊到內層肌肉。

以4METs走路——白澤
啟動交感神經，以最大步伐走路——南雲

南雲 接下來談談走路的方法吧！日本厚生勞動省曾經指導過每天走一萬步的作法，散步時走一萬步需要很長的時間，而且很難持之以恆。因此又引進可增進身體活動強度（METs）的嶄新構想，可用於確認運動效果為安靜狀態下之幾倍的指標。

白澤 是的。1～2METs無法呈現出增進健康效果，最好超過4METs，大致基準為跑步時達到7～8METs，拼命地跑步時達到9METs，但不需要超過該限度，稍微跑快一點即可，因此說4METs最恰當。

南雲 太悠閒地走路就失去作用，最好兼具伸展作用，邁開大步地快步往前走，步伐大到覺得屁股要裂開，即可促進血液循環，連冬天都會感到全身暖洋洋。覺得心臟不舒服時就放慢腳步，以免心跳速度太快，造成心臟的負擔。

白澤　是的。8～9METs就像快來不及搭上新幹線，快步跑上月台階梯時的強度。跑這麼快的話，到達新橫濱時就會冒出一身冷汗，幾乎快要吐出來（笑）。千萬不能讓身體背負這麼沉重的負擔。

【何謂METs？】

表示活動身體的強度為安靜狀態下之幾倍的單位。姿勢端正地站立時為1.5METs，站立於電車等設施內時為4METs，走路速度如競走時為5METs。從事1METs運動1小時稱「1個運動單位」。日本厚生勞働省建議每星期應從事23個運動單位，強度為3METs以上的運動。

必須瘦得很有型才有意義——南雲

白澤　「必須想辦法讓腹部瘦下來」，女性對於這些重點部位的要求最嚴格，對自己的身材總是斤斤計較，會想盡辦法達成目標。相對地，男性則著重於數據，因此比較在乎體重＆肝功能等數據，所以會定期地前往健身俱樂部，鎖定內臟脂肪的數據。

南雲 是的。男性大多只想求個心安，不太相信使用營養補充劑或劇烈瘦身法等，採用其中一項就能改善自己的健康狀況。

白澤 是的。不肯改變生活型態。

南雲 我認為最好從姿勢開始改善起。任何人都希望自己能有一個平坦的腹部，問題是，只減輕體重不可能使腹部變平坦。不鍛鍊肌肉，肚子就會凸出來，看起來一點也不帥氣，甚至被問為什麼未老先衰像個糟老頭（笑）。目的不應該只是瘦身吧！除外在美醜外，更重要的是，氣力或體力上都應該顯得很年輕才行。體重沒有下降沒關係，能夠像鈴木一郎那麼帥氣才重要。

白澤 端粒與這件事到底有什麼關係我不得而知，但透過運動讓外在顯得更帥氣，對於內在自然就會造成莫大的影響。

南雲 什麼樣的姿勢才正確呢？我經常被問到這個問題，這時候我一定會回答「站在泳池邊拍紀念照的姿勢」。泳池邊拍照時大家都會抬頭挺胸，緊縮著小腹，平常就該維持這樣的姿勢。鍛鍊腹肌就能維持假面騎士般英挺帥氣的姿勢喔！（笑）。

何謂「心理」年輕？
看起來青春洋溢的人都懷著什麼樣的心境呢？

人生必須像爬山
不斷地往上爬，攀向生命的最高峰——白澤

最後，兩位專家的話題落在「心靈」上，希望針對到底該懷著什麼樣的心境，才能順利地邁入高齡化社會，健康愉快地過生活，進行更深入的探討。

南雲　怎麼做才能活得年輕又充滿活力呢？

白澤　人必須「活得有意義」，這是三浦雄一郎的至理名言。他70歲時登上聖母峰，但據說60歲

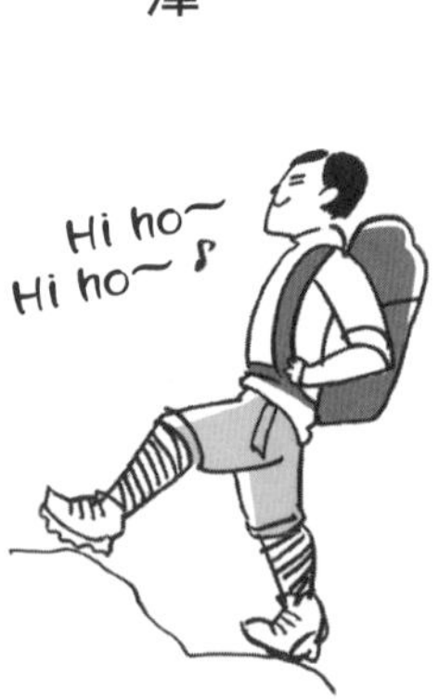

時連想都沒有想過。邁入70高齡才想登上聖母峰，是希望自己的人生充滿著喜悅。

南雲 真的很了不起。

白澤 三浦雄一郎的啟蒙老師據說是他的父親三浦敬三。敬三先生百歲時還在滑雪，雄一郎看到父親的舉動後，終於了解到人生必須有挑戰的目標。再看看其他人，屆齡退休後一般人幾乎都沒有理想，不再擁有人生的目標。

南雲 嗯。認為自己已經被職場淘汰，從人生舞台被三振出局。

白澤 三浦先生認為「人生只能往上攀登」。三浦家人曾經帶著他攀登富士山。他曾說，事實上我很怕爬山，經常有人邀約卻一點也不想去，但那一次我去了，結果，登上九合目時已經筋疲力盡，山頂已近在眼前，雙腳卻走不動，因為缺氧而出狀況。

南雲 結果呢？

白澤 身旁的大女兒Emily說了這麼一段話：

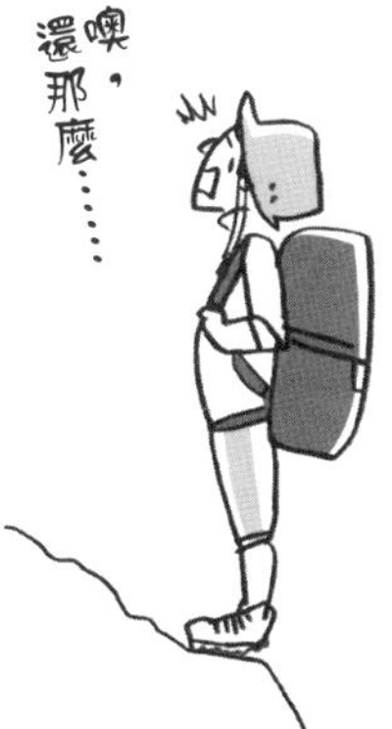

小時候父親曾帶我登過吉力馬札羅山，全家人一起登山。登山時大人們的雙腳沒有併攏過，左右腳微微地錯開後踩在地上。雙腳錯開並不是停下腳步，而是慢慢地往上爬，意思是並沒有停下來。不看山頂，只看著腳邊，不管走多慢，雙腳不停地往前走，不知不覺中已經登上了山頂。登頂後低頭看，發現自己的雙腳併攏了。然後，誠如之後所言，假使不是一步步地往前邁進，絕對無法登上山頂。

南雲 這句話，真是至理名言，也很適合譬喻人生。目標不能訂太遠，然後絕不停下腳步，不管走多慢，雙腳不停地往前邁進。

白澤 退休後就該退場，這種想法不正確。人生必須像爬山，不斷地往上爬，攀向生命的最高峰。這就是前輩們給我們的啟示。對人生感到有意義，就能找到年輕時無法理解的喜悅。登山時可爬上很高的地方，看到未曾見過的景色，可以從另一個角度看地球喔！希望這種想法能傳達給更多人，現在，我經常邀患者去爬山。

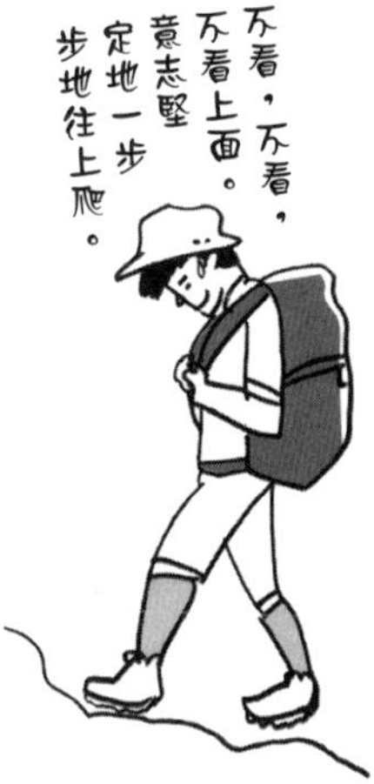
不看，不看，
不看上面。
意志堅
定地一步
步地往上爬。

左右腳不併攏，不管走多慢，雙腳往前後錯開，就能「繼續走」、「不停下腳步」。

南雲 白澤教授也登山嗎？喜歡登山嗎？

白澤 我喜歡溯溪。大家都會爬上好棒的地方。第一次參加時，87歲的小兒科醫師還把溯溪形容成可帶到另一個世界的禮物，我說能夠去這麼棒的地方我死而無憾，快帶我去吧！結果，那天最興奮雀躍的就是我（笑）。

喚醒靈動的大腦——白澤

南雲 我認為，藉由心靈也可以讓人變年輕。小時候一看到夕陽就感動得要流淚，看到天空就激動無比，開心地眺望過雲彩不是嗎？青春期一看到圖畫就想待在畫前一整天，長大成人後，資訊不斷地湧入，再也沒有做過這些事情。因為必須做出某種程度的取捨，必須割捨掉許多不必要的東西。「冒險」是在喚醒已經進入夢鄉的孩子們的心靈吧！

白澤　是的。沉浸在大自然懷抱裡就能拾回童心而讓人充滿返璞歸真的心情。我正在喚醒靈動的大腦，因為平常大腦都沉睡著。生活在都市裡沒有大腦活躍的場所，但一有機會大腦就會出現孩子似的行動。

漫步大自然中就能活化自然殺手細胞——白澤

白澤　我也會去登雪山。穿上雪靴，投入人煙罕至的大自然懷抱裡。目的之一為冒險，感覺像軍隊、行軍、進軍，這時候還是會高興得像孩子似地。

南雲　感覺真好。

白澤　鎖定下著粉白細雪的時候前往更棒，因為不會造成膝蓋的負擔，連安裝人工關節的人都適合前往。親自去體會踩在地面上的感覺，這是三浦敬三先生終生追求的主題，能夠感覺到地球的氣息。

南雲　不是年紀大了就不能做，年紀大了還是可以去冒險。告訴年長者絕對可行，整個生活說不定就會因此而改變。

白澤　這時候，自然殺手細胞就會大量地增生，10人中至少有9個人會增生，就能避免罹患癌症。

【何謂自然殺手細胞？】

免疫細胞（淋巴球）種類之一。自然殺手細胞與其他免疫細胞的最大差異是，發現癌細胞或遭病毒感染的細胞時，就會單獨地發動攻擊。天生（自然）具備殺傷（殺手）力。投入大自然懷抱中，放鬆身心，開懷大笑就能活化自然殺手細胞。

能夠活在這個世界上真好
懂得感恩的人一定能夠活得美好又順心——南雲

南雲 繼續往上爬，換句話說，不停下腳步，這句話也適合用於譬喻人生。我好像在醫院裡對著癌症患者說話。每一位癌症患者我都想解救，但很遺憾，還是必須經常面對癌細胞轉移、無法根治的憾事。出現該狀況的患者必須勇敢地面對死亡，但並不是馬上就會死去，必須和癌細胞共處一段時間。這時候，患者都會過得很平靜順心吧！

白澤 是嗎？

南雲 最了不起的是，人一旦被告知自己只剩下三天可活時，會出現什麼樣的舉動呢？或許會說「想喝酒就喝酒，想玩就盡量玩吧！」。假使還能活上半年又會懷著什麼樣的心境呢？知道後，第一個星期可能會想吃一些好吃的東西，但吃好吃的東西不可能長達半年吧！那就和家人一起去環遊世界好了。假使還能活三年呢？那一定會更認真地思考吧！

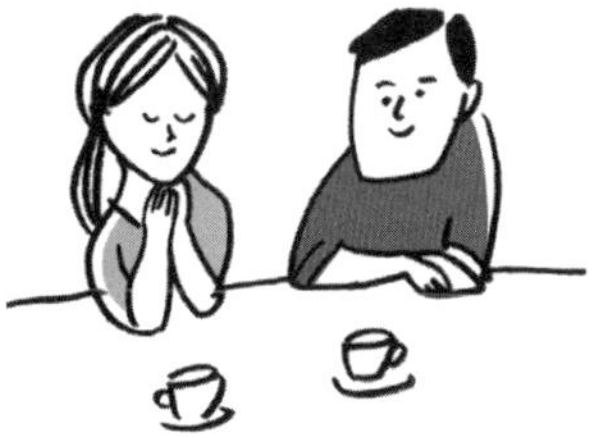

白澤 是的。

南雲 意識到死亡後終於了解到自己的生命很有限。但，最不可思議的是，這時候人反而不會感到自暴自棄。問他「正在做什麼呢？」，一定會回答「每天都在工作」，或者說「因為這才是自己活在世上的意義」。

白澤 的確不可思議。

南雲 世上不乏為了尋找自我而去旅行的人，其實旅行的目的地根本找不到人生的意義。因為那不是現實的生活。即便能無限量地吃到好吃的飯，依然是非現實的生活。當自己被告知只能再活三年時，沒有人會去做那種事情。通常都會一如往常地吃東西，選擇和家人一起生活，認為工作才是人生的真正目的。

白澤 每天都往前邁進一步。

南雲 對自己能活在世上一天就充滿感恩之情，對於人生感到很有意義的人最了不起。連周遭的人看到都會覺得很優雅，感到很開心。這是我從患者身上學到的人生智慧，從此，我每天都會充滿著感恩之情，這就是我的人生目標。白澤教授相信「靈魂」的存在嗎？

白澤　心靈層面的問題。南雲教授相信嗎？

南雲　我相信。肉體會死去，但靈魂卻是永生不滅。靈魂不是靈異，是有科學根據的。

白澤　什麼根據呢？

南雲　基因。不久前家父過世時，我才深深地體悟到。父親的肉體已不在，靈魂，換句話說，父親的基因卻實實在在地存在我的身體裡，然後活在我的孩子們、孫子們的身體裡。這就是所謂的靈魂，永生不滅的靈魂。

白澤　原來如此。這麼說來，活在這個世界上的人，身體裡都繼承著許許多多人的靈魂。

不是空腹，是空腹感。不是疲勞，是疲勞感。現代人一直充滿著大腦產生出來的幻想——南雲

南雲　現在是不是有很多人活在大腦新皮質的控制下呢？這是近年來人們感到非常在意的問題。譬如說，當一個人對我說想瘦身，而我告訴對方應該是肚子餓了才吃東西，對方卻說自己一直覺得很想吃東西。這時候，我就會告訴對方「那是你的大腦產生的幻想」。那不是肚子餓，而是空腹感。

白澤　空腹「感」…？

南雲　以孤獨為例，一個人待在無人島上，那是物理性孤獨。假使是在家有家人，去學校有同學，上班時有同事卻覺得「別人都不理解、不愛自己」，那就是大腦產生的幻想。這種人其實還不少。

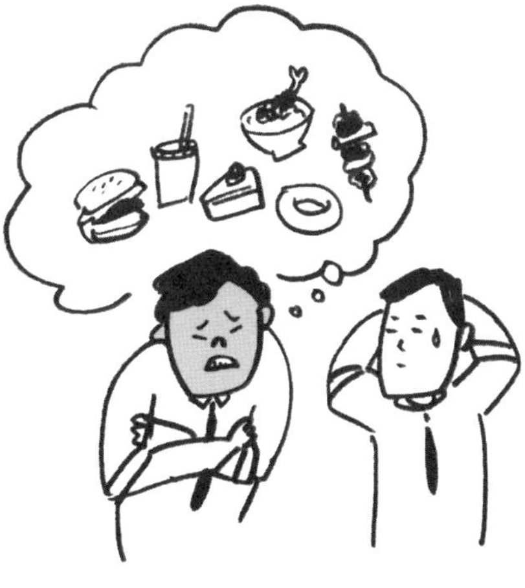

白澤　原來如此。

南雲　**真正的空腹是人體裡的脂肪燃燒殆盡後狀態。脂肪燃燒後就想補充吧！**然後，吃過的食物形成血液，形成肌肉，打造了人體。但，大部分人是充滿著空腹感，體內還有非常多脂肪就吃東西，因此遭到腦部產生的幻想入侵。

白澤　您是說，自己的大腦產生疾病？這種情形也很容易出現在其他場合吧！

南雲　是的。譬如走過天橋時一直覺得那座橋會垮掉的懼高症、搭車或搭電梯時就覺得自己會被關在裡面的幽閉恐懼症、男性做愛時覺得自己無法勃起就會出現ＥＤ（勃起功能障礙）現象，這些情形都是大腦新皮質產生的幻想。遭幻想束縛，人就會充滿恐懼、怨恨、創傷感，動物的世界不會出現這些現象。人類因為大腦新皮質太發達才會出現這些心理現象。頭腦裡也有一顆心。既是場面話也是真心話，亦可說是知性與感性。但人們卻經常地壓抑著自己的心情，完全歸咎於妻子、雙親、自己是一個上班族⋯⋯。

白澤　這麼一來就會生病。

南雲　一直壓抑著心情的後果是，出現日本人最容易罹患的4大疾病。罹患了癌症、腦中風、心臟病、糖尿病，近年來，精神疾病更是躍上排行榜，成為第5大疾病。因此我認為，人們若一直處在新皮質的控制下，必定會出現這樣的後果。

【何謂新皮質？】

大部分動物的大腦都屬於老皮質或素稱邊緣組織的本能腦。為了維持秩序，人類必須服從領導者，因此新皮質很發達。換句話說，新皮質與邊緣組織的關係就像是「頭與心」、「知性與感性」、「倫理、道德與熱情」。人隨時都處在心與頭的支配、控制下。

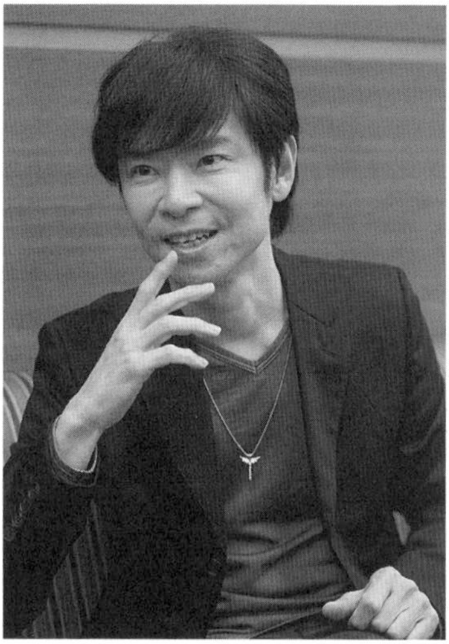

採「零糖質」飲食後身體狀況越來越好——南雲

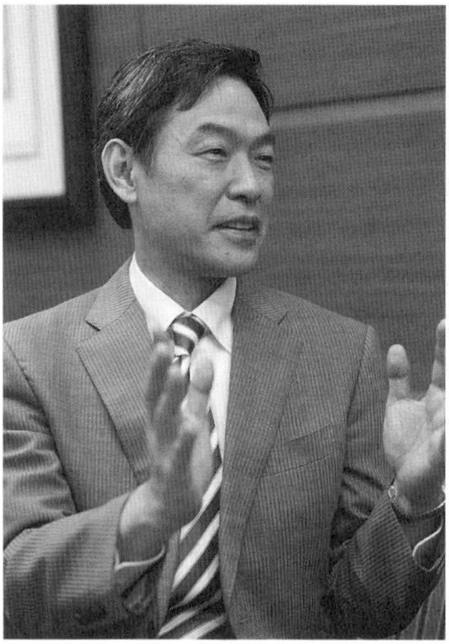

白天啟動「脂肪迴路」吧！——白澤

第2章

對談後彙整出
南雲×白澤流　超強抗老化理論

配合晝夜節律
啟動「脂肪迴路」吧！——南雲吉則

對談結束後，南雲醫師的熱情依然不減。
回顧兩人激烈對談的喚回青春理論，想法又不斷地產生並昇華，
本書中就是討論結果的集大成。促使南雲醫師理論與白澤教授理論合體，
彙整出嶄新的生活術提案，將成為我們這些即將邁入高齡化社會者的救星。

健康指標為「透亮的肌膚」與「纖瘦的腰部」

從皮膚顏色就能看出一個人的內臟健康狀態，貧血時臉色蒼白，高血壓的人臉部泛紅，肝膽胰臟生病時臉色就泛黃。

荷爾蒙狀態對肌膚的緊緻狀況影響至鉅。女性荷爾蒙充足，肌膚就緊緻亮麗，臉色白皙通透。另一方面，體內大量形成壓力荷爾蒙時，人體就會大量出現黑毛，長出青春痘與頭皮屑。出現動脈硬化症狀時，除肌膚老化外，整個身體機能都會減弱，這都是非常清楚的指標。

另一個重要指標在於肌膚底下的脂肪。脂肪可大致分成皮下脂肪與內臟脂肪。皮下脂肪具備隔熱作用，內臟脂肪為發熱物質，可更進一步地抵擋寒冷，保護人體。人類歷經17萬年的飢餓與寒冷戰役，具備吃下少許食物後，體內就能形成體脂肪的基因，此基因就叫做節約基因（thrifty gene）。

但，邁入飽食時代後，人類反而因脂肪而阻塞血管，導致動脈硬化，引發心臟病、心肌梗塞、腦中風等疾病。這到底是為什麼呢？原因在於名為「脂肪細胞激素」的物質所產生的作用。脂肪細胞激素存在脂肪裡，原本為避免細菌由肌膚入侵人體的最原始物質，就像機械水雷，輕飄飄地浮游在血液中，敵人入侵後一接觸到就殲滅，這就是好脂肪細胞激素的功能。因此，野生狀態下即便吃下少量也會儲存脂肪以延長壽命。

但，人類生活現代化後，衛生狀況越來越好，外界細菌不會再入侵體內，人體失去了分辨敵我的能力，最後漸漸地破壞了人類血管內側的內皮細胞，這就是脂肪細胞激素導致動脈硬化的主因。

當然，人體具備防止細菌入侵的機制。血管因飽餐狀態下分泌的脂肪細胞激素而受到傷害後，名為「脂聯素（adiponectin）」的好荷爾蒙就會幫忙修復。以前所謂的「吃飯宜八分飽」的健康法就是出自這個原理。這是人體具備吃飽時提昇免疫力，肚子餓時修復身體的機制。

身體健康狀態下，好、壞激素就很均衡，但內臟脂肪增加時，好激素的分泌量就減少，壞激素就增加。必須降低脂肪之攝取，才能避免出現這種情形。最好的做法是擁有纖瘦的腰身。

日本人的身材都很苗條。日本人的祖先為蒙古人種，來自西伯利亞等北方嚴寒地帶，住在寒冷地區的動物，都會符合艾倫定律，將體表面積縮小到最小限度以防止身體散熱，換句話說，身體上比較少凹凸部分，胸部較小，比較沒有腰身，手腳較短。日本人的體型可說已經進化到足以保護身體以抵擋寒冷的地步。

但，體內一堆積脂肪就很容易變成直桶腰，這件事千萬要牢牢記住。

實踐！希望喚回青春的人「必須養成」的基本生活習慣

接著介紹希望讀者們能具體採行的生活新理論，介紹重點鎖定在可使肌膚更晶瑩剔透、讓腰部更纖細等，可讓人顯得年輕又健康的指標上。

①注意攝取量

堅守一天一餐的原則！

我提倡「一天一餐」的飲食法。具體採行肚子餓到咕嚕叫時才吃東西的原則，萬一吃太多時馬上就能復原的飲食法。

譬如說，我偶而也會暴飲暴食，晚上剛離開壽司店又馬上吃了一大碗拉麵。仔細想想，暴飲暴食的時候通常在喝了酒或控制不了食慾的狀態下。因為控制不了食慾而屈服於大腦提出的要求，吃了具麻醉作用的食物，出現想喝更多酒、想吃甜食、想吃油膩或鹹的東西、想吃化學調味料的味道之類的心情。

問題是一旦應要求而吃下一大堆東西，隔天肚子就不會餓得咕嚕叫，因為上一餐的食物未消化而沒胃口，接著三天都沒有食慾。若聽從身體發出的訊息，身體狀況自然就漸漸地復原。

換句話說，人體是一個可以吃東西時就會補給養分，再視狀況需要分成小份後使用的結構。

以植物為例吧！有了水、二氧化碳與陽光的熱量，植物就能行光合作用，形成氧氣與澱粉。即便不施肥，也會自己產生養分，不斷地成長。但，天氣有陰晴，不可能一直出太陽，也不可能一直有水或始終陽光普照，這時候就必須使用到事先儲存的熱量。

使用到什麼熱量呢？答案為澱粉。本來型態為糖分的熱量，但，倘若直接以糖分型態儲存，很容易被細菌或捕食動物吃掉，也就是說，成為昆蟲與草食動物最容易消化的物質。植物遭捕食後種子就會被消滅，因此轉換成澱粉，成為其他動物無法利用的型態。

植物將糖分轉換成澱粉後，連自己都無法再利用，因此，必要時，植物體內就會分泌一種名為澱粉酶（amylase）的分解酵素，將澱粉轉換成熱量。人類也一樣，會將養分儲存在體內。

②食物的品質

「糖質迴路」啟動後立即阻斷熱量來源

可儲存於人體內的是糖質與脂肪這兩種熱量。糖質係以肝醣型態存在肌肉和肝臟裡，短時間就能分解成葡萄糖，因此是最適合從事需要瞬間爆發力的運動時使用的熱量。這種運動稱無氧運動。但，1g中只有4kcal。

追捕獵物時，人體裡若有取之不盡的肝醣會出現什麼狀況呢？這時候，人就無法停止繼續追捕獵物的舉動，會耗費掉龐大能量吧！其次，燃料效率太差時，必須設法儲存更大量的肝醣，才能獲得相同程度的熱量，因此身體會變得很笨重。身體太笨重就無法再追捕獵物，人體機能就會自動地將補充肝醣的份量降低至最低限度。

事實上，攝取以糖質為主的養分後，體力只能維持半天左右，馬上就會覺得肚子餓。這就是人類養成一天吃三餐習慣的主要原因。

這種以糖質為養分的熱量形成迴路叫做「糖質迴路」。「糖質迴路」啟動後就會切斷熱量來源，因此經常會覺得肚子餓得不得了。譬如說，吃過早餐後，一到了中午又肚子餓，吃過午餐後晚上又肚子餓，這種狀況下不會燃燒脂肪，只會消耗糖質。尤其是肚子餓得受不了時吃上一口甜食，「糖分迴路」就會馬上啟動，很快地又突然肚子餓，處於低血糖狀態。

從自律神經觀點來看也不好。「糖質迴路」啟動後，人體為了消化吸收食物，必須啟動副交感神經。但，白天人體本來應該是交感神經佔優勢。白天明明分泌名為腎上腺素的戰鬥荷爾蒙，想好好地工作，卻因為糖質突然闖入而啟動「糖質迴路」，因此突然變得好睏。結果，工作效率當然一落千丈。午餐後經常需要開會，很睏當然無法提出好構想。因此，如何提振精神以便參與下午的會議呢？大部分人都會服用名為生物鹼的神經毒。生物鹼（Alkaloid）作用如同海洛因、古柯鹼、嗎啡等成分。我們生活周邊最常見的是咖啡因與尼古丁。想盡辦法趕走睡神，拼命地喝濃咖啡或跑到公司外面抽上好幾根香煙才進入會議室，這種作法實在很傷身體。

白天堅持「零糖質」，夜間促進「糖質迴路」之運作

白天大量攝取易造成前述結果的糖質有好處嗎？當然沒好處。夜間才是該啟動「糖質迴路」的時候。因為睡前攝取糖質才會想睡覺。攝取後馬上躺入被窩裡，副交感神經佔優勢後就會沉沉地睡去而不失眠。

更令人高興的是沉睡時，難以消化的澱粉等成分就很有效率地經由腸道消化吸收，轉換成脂肪，成為隔天的熱量來源。可充分地儲存熱量，因此早上不會覺得肚子餓。不必攝取糖質就能展開一整天的活動。

而且，起床時已經完全啟動交感神經，腎上腺素也發揮功能，將脂肪轉換成糖質，人體即可以該糖質為熱量來源。

白天應促使「脂肪迴路」全速運轉！

那麼，什麼是最好的熱量來源呢？答案為脂肪，因為1g脂肪的熱量高達9 kcal，而且質地輕盈，可浮在水面上，更了不起的是少量就能轉換成巨大的熱量，量增加時也不太會影響體重。

與「糖質迴路」正好相反的是名為「脂肪迴路」，燃燒脂肪後形成熱量的迴路。經由脂肪迴路燃燒的熱量較持久。體重70kg的人可維持90天。此理論與白澤教授提倡的「酮體」理論不謀而合（參考P42）。

來幫讀者們排除兩個疑慮吧！「早上不攝取糖質，身體會不會受不了呢？」，絕對沒問題，人體會因為肝臟的胺基酸而發揮糖質新生的作用。

肌肉需要的熱量為脂肪。以先前儲存的脂肪為熱量時，其中就會形成糖原。換句話說，肌肉不僅不會因為空腹而衰弱，還會陸續地將脂肪轉換成糖原。

接著解決另一個疑慮，大腦係以糖為熱量來源，大腦不會因為不攝取糖質，血糖值下降而無法發揮功能。因脂肪分解而分泌的甘油，可輕易地轉換成糖質，肝臟裡的部分脂肪酸也會轉換成糖質，而且大部分會轉換成酮體。低糖或空腹狀態下，大腦會當做熱量而攝取。

人體必須正常運作才能將血糖控制在最穩定的狀態下。

[何謂糖質新生？]

糖質新生係指動物處於飢餓狀態時，就會利用糖以外的物質（蛋白質或脂肪）形成葡萄糖等體內所需糖質的迴路。

肚子餓時可少量攝取零糖質＆完全營養的飲食

那麼，日常生活中該吃什麼東西呢？白天啟動「脂肪迴路」，攝取零糖質或完全營養（參考P40）的飲食比較好，吃高蛋白質的炒豆、堅果、小魚乾等食物更好。牛肉乾之類的食品雖然糖質含量少，但甘味成分或鹽份太高。其次，甘味成分聽起來好聽，其實都添加了化學調味料，都是讓人很容易上癮的添加物，攝取後對人體並沒有好處，因此應儘量選用未添加調味料的食物。為了維持「脂肪迴路」的正常運作，讓身心一直都很健康，建議吃人工處理程度較低，不添加味道，需要咀嚼的食物。

我的抽屜裡隨時都會擺著炒豆，節分時使用的炒豆，不含鹽、油成分，因此熱量低，而且富含蛋白質，是非常理想的完全營養食品。豆類直接播種在土壤裡就會發芽，是一粒種子就能產生一個生命的一個生命體，是最完美的完全營養食材。吃下後就能攝取到人體所需的所有營養成分。

水果連皮一起吃才能攝取到完全營養，但經過加工就變身為具麻醉作用的食物。以柿子、蘋果為例，單吃一顆肚子就很飽，但處理成柿餅後甜度就增加，可加工成更方便食用的狀態，兩、三口就能吃下肚，一次就能吃下三個，令人不放心。打成蘋果汁也很順口，一次可喝下好幾顆蘋果打成的果汁，喝下後可能攝取到過多的熱量，或因容易消化吸收而出現血糖飆高等情形。

接下來談談「血糖竄升有什麼壞處」吧！血糖上升時，人體就會為了降低血糖而分泌胰島素，一直分泌胰島素就會演變成習慣性分泌胰島素的體質，導致分泌胰島素的調控功能失去反應，出現所謂的「胰島素阻抗性」而引發糖尿病。罹患糖尿病後不管吃下多少東西都不會再長胖，某種意義上，可說是已經習慣於飽餐的狀態。問題是糖質進入體內後若無法轉換成脂肪，就會與體內的蛋白質結合（稱「醣化現象」或「醣化」）。

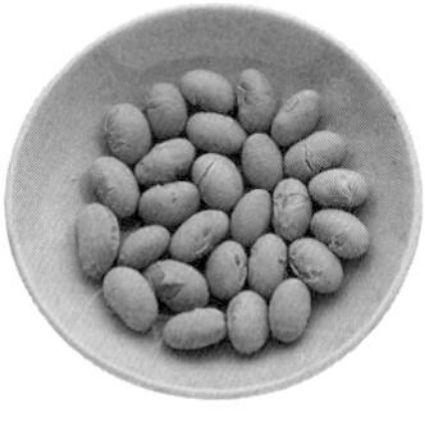
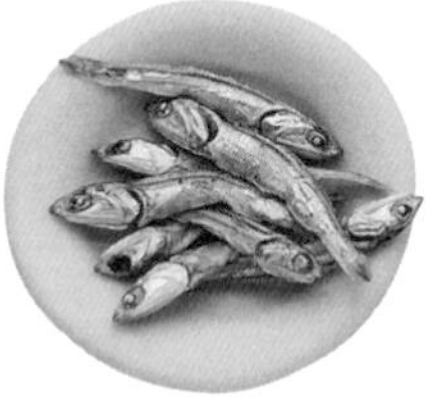
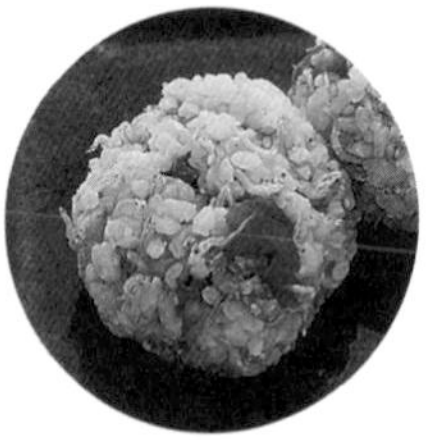

最容易結合的是膠原成分。血管內的膠原成分與糖質結合時，易導致血管失去彈性，引發動脈硬化；與皮膚的膠原成分結合時，易出現皺紋增多或肌膚老化現象。血管硬化血液就無法順暢流通，可能導致血管末梢組織腐壞。隨時都處在飽餐狀態下，動物就不需要自己捕捉獵物，器官不使用就會漸漸地退化。

換句話說，不需要尋找獵物時，動物的視力就會越來越差，罹患糖尿病時甚至會失明。其次，動物不需要追逐獵物時，腿部就會退化，罹患糖尿病時就會從足部末梢開始腐壞，出現「糖尿病壞疽」症狀。

糖質與腎臟內的蛋白質也很容易結合，結合後易導致腎臟功能異常。目前，日本人中接受人工透析的患者一年就高達30餘萬人，其中45％為糖尿病，主要原因在於飽食，這就是建議應避免吃具麻醉作用的食物與加工食品的最主要原因。生吃柿子、蘋果即可避免出現這些情形。一顆就快吃不完，自然就會充分地咀嚼，又能滿足腦部的要求，身心都會覺得很滿足！

除完全營養外，還能吃什麼東西呢？建議吃含糖質但消化吸收比較慢的食物。黑麥與黑麵包優於白麵包，粗碾蕎麥粉優於精碾蕎麥粉，糙米優於白米。吃糙米飯時建議做成超營養飯糰（請參考P90作法）。

南雲醫師推薦！ 可喚回青春的飲食 ②

大量使用完整的食材！

超營養飯糰

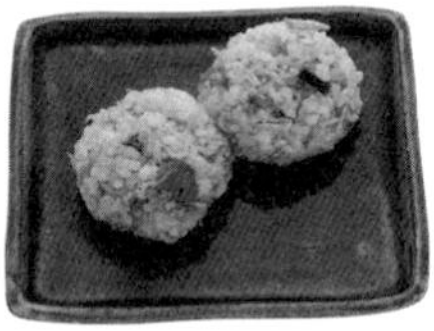

「超營養飯糰」堪稱「喚回青春效果最強的飯糰」。

我吃的餐點都是以包含頭、尾和外皮等，富含完全營養的食材烹調而成，這就是我成功地喚回青春的第二個原因。製作超營養飯糰的餡料係以小魚、櫻花蝦、芝麻、糙米、梅干等富含完全營養的食材混合而成，然後添加鹽昆布，以海鮮食材確實地補充礦物質成分。建議肚子餓得咕嚕叫而再也按捺不住時享用。飯糰完成後先以保鮮膜包好，再放入可微波的保鮮袋裡，上班時就能帶著去。

〈材料〉

■糙米飯　■魩仔魚　■櫻花蝦　■芝麻　■梅干（連皮一起搗碎）　■鹽昆布…… 各少許

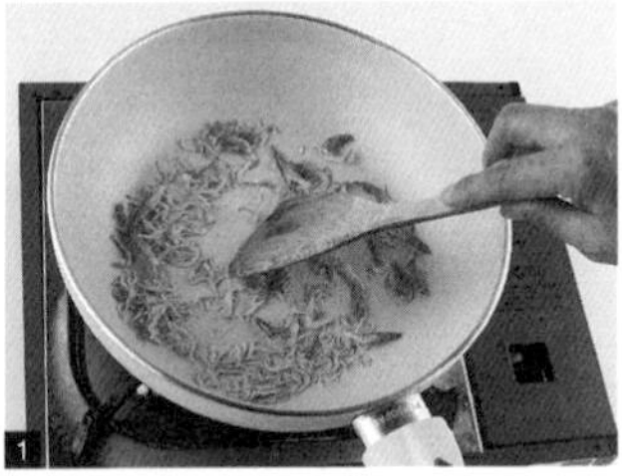

1 魩仔魚與櫻花蝦倒入平底鍋後以中火拌炒，炒乾水分，飄出香氣時即可離火。

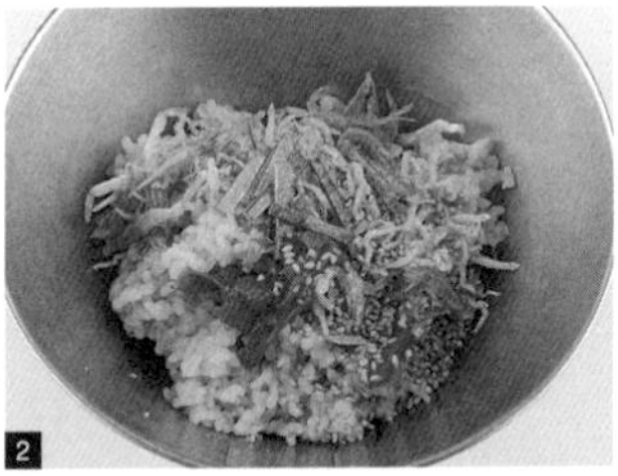

2 將步驟1與剩下的材料倒入調理缽裡攪拌均勻。

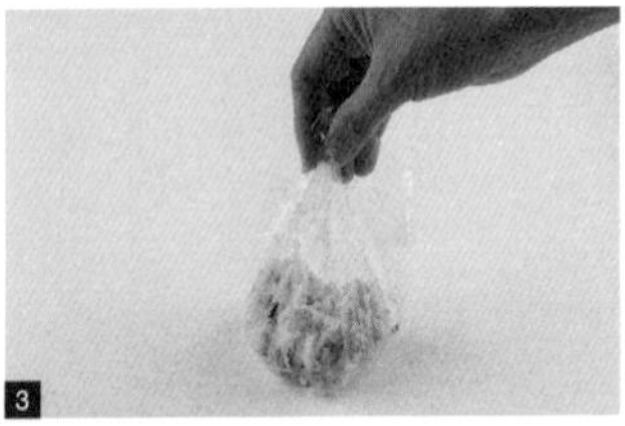

3 取出適量步驟2，擺在保鮮膜的正中央，抓住保鮮膜邊緣後以紮緊束口袋要領捏成飯糰。

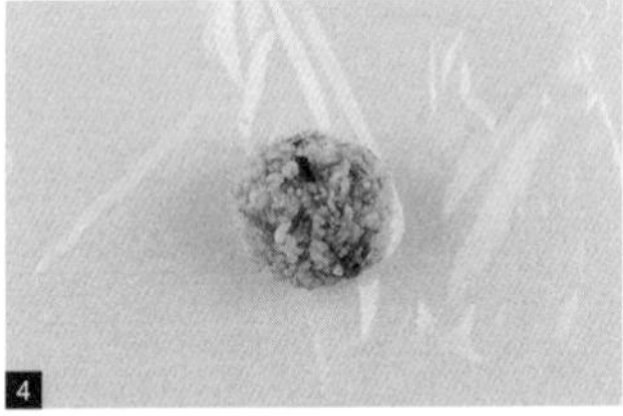

4 圖中就是打開保鮮膜後可大快朵頤的飯糰。

對充滿欣慰感、增量性、習慣性、依存性的食物必須提高警覺！

試著列舉出白天應儘量避免享用的食物吧！太甜、太鹹、太油膩、化學調味料含量高、加工程度太高的食物。巧克力、太甜的糕點、洋芋片等零食都必須特別留意，因為這類食品的糖質含量都很高，除了會啟動「糖質迴路」外，都是讓人越吃越順口，具備麻醉作用的食品。吃過後大腦覺得很欣慰，但身體絕對不會感到很喜悅。產生的熱量無法維持很久，又容易導致血糖飆升，讓胰島素為了降低血糖而疲於奔命，分泌胰島素後血糖極速下降，又出現低血糖現象。出現低血糖現象後讓人很想睏，工作效率一落千丈。

其次，對於宣稱有益身體健康的食物也不能掉以輕心。最具代表性的食品為營養飲料。營養飲料通常都含咖啡因，就像吃甜食一樣，喝下後就讓人感到精神百倍，但效果不長久，又容易產生增量性、習慣性，隔天又很想喝。結果如同吃下具麻醉作用的食品，讓人很有精神卻很傷身體。

日常生活中若已經吃下具麻醉作用的食物時，建議設法一一排除吧！

想喚回年輕就別吃！具麻醉作用的食物一覽表

糕　點	甜點	蛋糕、巧克力、餅乾、
		冰淇淋、糖果、包子、紅豆沙、
		卡士達醬、布丁
	零食	洋芋片、日式煎餅（仙貝）
	速食	漢堡、薯條、炸雞塊
	杯麵	泡麵、乾泡麵
麵　包	甜麵包	奶油麵包、果醬麵包、巧克力麵包、甜甜圈
	白麵包	白色麵粉做成的麵包、白色土司麵包
		＊最好挑選全麥麵粉做成的茶色麵包。
單品餐點	丼飯	豬排飯、炸蝦飯、牛丼、親子丼
	單樣餐點	炒飯、咖哩飯、拉麵
白砂糖		＊建議以麴、甜酒、黑糖等天然甘味取代白砂糖
食　鹽		＊建議以日曬自然鹽、醬油、味噌取代食鹽

這種人需要提高警覺！自我檢查具麻醉作用的食物中毒程度

□焦慮時就想吃甜食嗎？

□很想吃巧克力嗎？

□愛吃拉麵到「每天吃拉麵也沒關係」的地步嗎？

□經常吃單樣餐點（丼飯、咖哩飯、炒飯）嗎？

□常吃垃圾食物嗎？

□用餐時先吃飯嗎？

□每星期會喝好幾次碳酸飲料嗎？

□吃任何餐點都會沾醬油嗎？

其中有一項打勾，您就是中毒的高危險群。

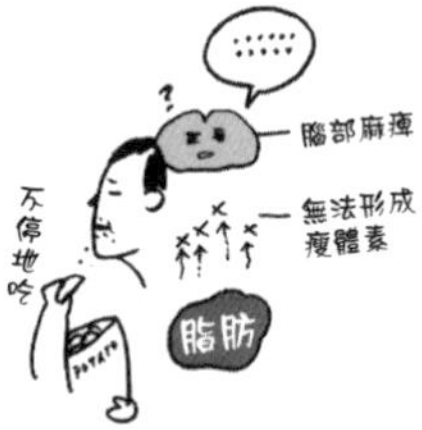

＊本頁資料引用自白澤理論。
參考文獻：《讓你年輕10歲的零糖飲食》（Bestsellers出版社）

睡覺前分泌維持空腹的「瘦體素」激素吧！

啟動「脂肪迴路」後經過一整天，傍晚時分肚子餓得咕嚕叫時，即可享用一天一餐的餐點，攝取完全營養、優良蛋白質與脂肪吧！重點是白天應攝取不飽和脂肪酸以增進「脂肪迴路」效率。

吃下有益身體健康的餐點後，另一種有益身體健康的事情就會發生，那就是得到人類該有的飽足感。得到該有的飽足感後，脂肪就會分泌瘦體素。

瘦體素（leptin）一詞源自希臘文leptos，意思為空腹，也就是維持空腹的激素。脂肪分泌瘦體素後就是在告訴身體「不需要繼續儲存脂肪了」。活化分泌瘦體素的機能後，自然會抑制攝食中樞，降低食慾。

譬如說，直接以生的蘋果、芋頭或玉米餵食猴子，猴子就不會吃得太肥胖。因為猴子獲得飽足感後就會分泌瘦體素，降低食慾。倘若吃下甜點或摻入調味料而具備麻醉作用的食物，就會不停地吃東西，很可能出現代謝症候群症狀。

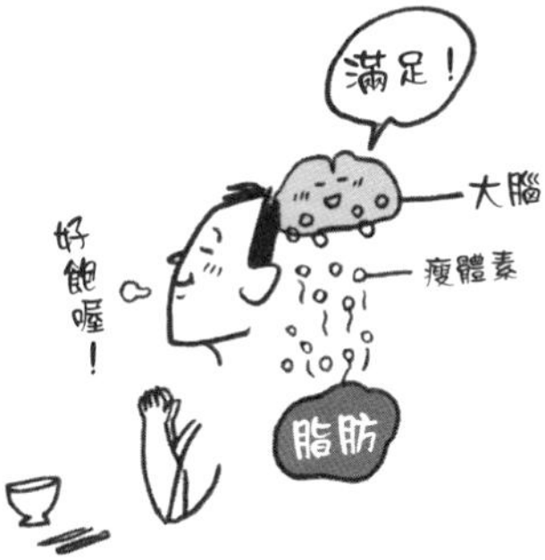

聽起來很可怕，但實驗對象動物呈現出來的就是現代人的實際狀況，千萬要記住。

③運動、睡眠、沐浴

不運動也沒關係，每天打掃就會很乾淨！

崇尚運動的人真不少，希望運動後能瘦身，希望靠運動來打造媲美運動員的身材。這樣的夢想難實現，因為大家都是利用閒暇時間運動，只會流一點點汗水。每天必須指導許多學員，從早到晚不停地活動身體的運動教練或許可以，但趁工作或做家事空檔做運動的人絕對辦不到。我認為每週一次，每次跳舞1個小時左右的人，不可能鍛鍊出運動教練般身材。我認為透過運動使身材變美根本是幻想。

因此我提倡不運動。利用通勤或做家事的時候，日常生活中隨時活動活動身體就夠了。

活動身體的方式非常多，上班族男性可從走路方式上多花些心思，建議上班時從家裡走到電車站。上車後別坐座位。在家的女性建議打掃居家環境時，由上往下先撢掉灰塵，再擦窗戶、整理桌子、清洗換洗衣物。然後吸地板，再將地板擦乾淨，依照上述順序縱向活動身體。其實橫向活動身體不太會消耗熱量，這件事情您知道嗎？橫向移動物體時，熱量根本不會增減，必須縱向活動身體才會消耗掉熱量。

打掃後一定全身汗水淋漓，建議先沖澡，擦乾身體後將浴巾丟入洗衣機前，還可以做一件事。那就是利用那條浴巾將浴缸或洗澡間的地板等再擦拭一遍，最後才連同自己穿過的衣服一起丟入洗衣機裡，這麼一來，一定會消耗掉相當多的熱量。

再補充說明一些打掃時的要點吧！擦地板時儘量加大肩胛骨至手臂的活動範圍。跪在地上擦地板時，除慣用手外，也活動活動另一隻手，擦地板時手肘別彎曲。肩胛骨又稱人體的第二個骨盤，越活動越能提昇代謝作用。

擦窗戶時也必須將意識擺在肩胛骨上，儘量抬高肩胛骨，手能搆到的高度絕對會超乎您的想像。

然後牢記沖澡的作用，沖澡時調節體溫的中樞感覺到涼意時，就會啟動功能設法讓體溫上升，這時候就會燃燒脂肪，這就是皮膚表面的溫度下降時，數分鐘後就會漸漸地變溫暖的原因。因此建議剛開始洗澡時，先微微地以溫水沖洗全身，然後稍微地降低溫度，繼續降溫，最後完全以冷水沖淋身體。相較於泡熱水澡，冷水浴對於虛冷體質的改善效果更好。

晚上10點至凌晨2點人體會分泌可喚回青春的激素，用餐後早點上床睡覺吧！

夜晚為副交感神經佔優勢的時段。睡覺時心跳次數下降，血壓也下降，即可抑制大腦的活動。相對地，就能活化消化器官，開始消化吸收吃進肚子裡的食物。這才是人類與生俱來且最正常的自律神經晝夜節律（生理時鐘）。

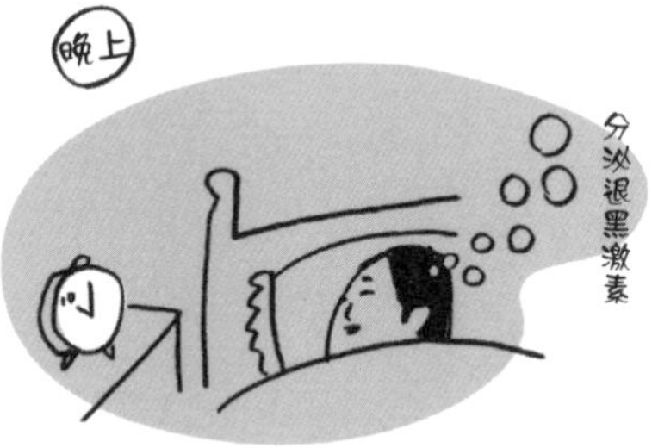

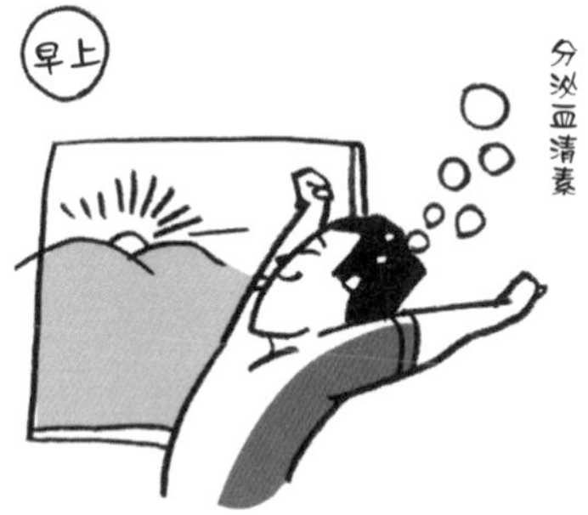

節律異常時會出現什麼狀況呢？容易像出國旅行，白天想睏，晚上卻睡不著，身體疲累不堪的時差反應（jet lag）。這是自律神經失調症狀，就像失眠。原因是沒有養成用餐後馬上睡覺的習慣。飯後立即上床睡覺容易形成脂肪，必須馬上運動以促進脂肪燃燒，不乏提出這種理論的學者，其實這是錯誤的觀念，用餐後早點上床睡覺才正確。

吃飽後想睡覺偏偏不上床，等到11點後躺進被窩裡卻睡不著，爬起來好幾次後又躺下，翻來覆去等到意識朦朧時已經半夜兩點了，這就是最典型的失眠型態。失眠症狀會惡性循環，倦怠感會留到隔天，結果白天又愛睏得不得了。時差反應通常都是因為自己而引起。建議用晚餐後早點躺到被窩裡，這麼一來，晚上10點至凌晨2點一定會呼呼大睡。

這種深度睡眠又稱「非快速動眼期睡眠」，因腦部可以完全休息而確實地消除疲勞。這時候就會分泌可讓人變年輕的荷爾蒙、成長荷爾蒙。然後因蛋白質同化作用而形成肌肉，使肌膚變白皙，治癒消化道傷口，保護身體以免受到癌症的侵襲，人當然就會變年輕。成長期為成長荷爾蒙分泌最旺盛的時期，90歲以後依然會分泌不停止。

然後一覺到天亮，迎接朝陽時，開始分泌幸福荷爾蒙「血清素」。自古以來就有人信仰太陽，看日出會讓人充滿幸福感絕對不是偶然。沐浴在朝陽下，交感神經佔優勢的同時開始分泌血清素，一整天都能洋溢著幸福快樂的心情。

「可讓人年輕20歲又健康地活到100歲」的時程表分清楚晝與夜、開與關吧！

以上探討的完全是符合生理時鐘的最理想生活方式。希望讀者們牢記的部分包括熱量迴路、荷爾蒙、自律神經，以及人體必須確實遵照開與關節律，才是活到100歲還「身體很健康，看起來又年輕20歲的方法」，請一併參考附於本書末頁的喚回青春日課表。

〜白天透過「脂肪迴路」開啟人體機能〜

○黎明前就起床準備上班。時間許可則開始工作。這時候就會開啟交感神經。

○看日出。調好體內的時鐘（這一點最重要）。大腦同時開始分泌血清素（幸福荷爾蒙）。

○昨晚吃太多、喝過量、胃裡的食物還沒消化而缺乏食慾或沒有時間吃就不用吃早餐。

○早上肚子餓得咕嚕叫時，可喝一杯「白澤流朝活蔬菜汁（P35）」，但必須低糖、低熱量。

○堅持零糖質，展開活動後啟動「脂肪迴路」，利用脂肪形成酮體，好讓血液偏向於酸性（Acidosis）。

○交感神經佔優勢後，大腦開始分泌腎上腺素，然後心跳加速、血壓上升，呼吸加速，活化整個身體機能。相對地，消化器官停止運作。

○基本上不吃午餐。肚子餓得咕嚕叫而想吃東西時，建議吃零糖質、不具麻醉作用、富含完全營養的食物（小魚乾、炒豆、堅果、雞蛋等）。

○傍晚肚子一定會餓得咕嚕叫。肚子第一次咕嚕叫時分泌成長荷爾蒙（可喚回青春的荷爾蒙）。第二次咕嚕叫時，去乙醯化酶的基因（可喚回青春的基因）就會幫忙修復體內受損的基因。第三次咕嚕叫時脂肪就會分泌脂肪細胞激素，幫忙淨化動脈。

～晚上透過「糖質迴路」開啟人體機能～

○夜幕低垂，下班後回到家裡，馬上洗澡換上睡衣。女性朋友則卸妝。這時候就啟動交感神經功能，關閉副交感神經。將人體的「脂肪迴路」切換成「糖質迴路」。

○距離日出已經過14個小時，大腦開始分泌退黑激素（睡眠荷爾蒙）。

○開始享用一天一餐的餐點，攝取含糖質的完全營養餐，啟動「糖質迴路」。用餐後即可使血液微微地偏向於鹼性（Alkalosis）。

○副交感神經佔優勢後，心跳變慢、血壓下降，相對地，消化、吸收能力最旺盛。

○吃過晚餐後立即上床睡覺。因退黑激素與副交感神經作用而沉睡。

○用餐後絕不熬夜，少看電視與使用電腦。餐後也不做運動。

○不抽煙、不攝取咖啡因以免刺激交感神經。

〇晚上10點至半夜2點為睡眠的黃金時段。這是大腦分泌成長荷爾蒙最旺盛時期。開始燃燒脂肪，形成新的肌肉。

更加進化的抗老化新理論

結論

符合「脂肪迴路」新理論
有助於喚回青春的未來生活習慣

針對『完全遵照晝夜節律的「脂肪迴路」新理論』進行激烈辯論後，很快地經過了一個月，兩人再次相逢。

再次針對「白澤長壽理論」＋「南雲喚回青春理論」＝「脂肪迴路」與「晝夜節律」的新理論是否正確？

以及日常生活中該如何運用？

等問題又展開熱烈的討論。

攝取糖質時必須考慮質與時間

南雲 白澤教授為研究學者，因此廣泛閱覽過世界各國的抗老化資料，彙整出自己的理論。

白澤 是的。問白澤什麼都知道，幾乎可以這麼說，否則就沒有我存在的價值。

南雲 我是臨床醫師，因此一定要親眼看到效果，我才會相信。

白澤 南雲醫師都是親自試過後發現有效才會介紹吧！

南雲 因為立場不同的關係，所以我推薦「一天一餐」與「完全營養」，而白澤教授建議「一天三餐」與「零糖質」，兩個人的主張也不同。令人擔心的是採用後到底會出現什麼樣的結果，但辯論後發現彼此相當契合而形成了新理論，彙整出脂肪迴路與糖質迴路，以及可分清楚晝與夜的晝夜節律新理論，命名為「晝夜節律瘦身法」，不只是瘦身，應該是一種生活方式，命名為「晝夜節律生活」更貼切。配合晝與夜兩部分構成的晝夜節律，白天進入交感神經佔優勢的「工作模式」，大腦分泌幸福荷爾蒙血清素，採低糖質飲食或禁食以啟動「脂肪迴路」；傍晚空腹時因成長荷爾蒙、去乙醯化酶的基因、脂聯素而喚回青春。夜晚進入副交感神經佔優勢的「休息模式」，大腦分泌睡眠荷爾蒙的退黑激素，採用含糖質的完全營養飲食，餐後馬上就寢，沉睡中因成長荷爾蒙而變年輕，就是這種感覺吧！

白澤　最近我剛出版過一本《讓你年輕10歲的零糖飲食》的書。南雲教授也認為糖質有毒嗎？

南雲　我也曾在自己撰寫的書籍中反覆地提過「糖毒性」。「我又不抽煙，為什麼會罹患動脈硬化!?」這個問題讓不少女性很感嘆，深談後發現對方每天都吃甜點，有時候不吃飯，但每天都會吃巧克力或起司蛋糕。

白澤　經常抱著「一大桶」冰淇淋吃的人最清楚。那是糖質中毒。

南雲　沒錯。我曾透過攝取後出現的高血糖、隨後引發的高胰島素，以及糖與蛋白質、脂肪結合的「醣化現象」說明過糖的毒性。糖是人體不可或缺的養分來源，尤其是大腦，只會利用糖。因此人體必須設法維持血糖值。

白澤　這麼說來，高血糖對人體才有好處囉！

南雲　的確是。但高血糖一直被敵視，到底是為什麼呢？問題是分泌胰島素呢？還是胰島素做了什麼壞事嗎？深入調查後發現，胰島素本身並無毒性。重點是，假使沒有胰島素，人體就無法將糖轉化成脂肪後儲存，人們就無法熬過飢餓時代而活下來。

白澤　眾所周知，分泌胰島素可降低血糖，但不會過度地下降。人體會將血液中使用剩下的糖質轉化成脂肪後儲存，以備飢餓時使用。呈現空腹狀態時，就會分泌升糖素以取代胰島素，將儲存在肝臟裡的肝醣分解成糖質，分解後依然不足時，就會將肝臟中的胺基酸轉化成糖，出現糖質新生。

南雲　換句話說，胰臟的A細胞分泌的升糖素與B細胞分泌的胰島素，會隨時幫忙將血糖量維持在正常狀態下。

白澤　升糖素的作用還不只這些。胰島素將糖轉化成脂肪後儲存。升糖素則具備相反的作用。

南雲　您是說，分解脂肪後幫忙轉化成糖質嗎？

白澤　不，並非如此。實際情形是，活化脂肪細胞中的脂肪分解酵素（lipase）後，分解脂肪，產生游離脂肪酸。

南雲　該游離脂肪酸如何轉換成糖質呢？

白澤　無法轉換成糖質。被肝臟分解後形成酮體。

南雲　酮體？酮體出場了嗎？飢餓時酮體成為養分來源。

白澤　不只是飢餓時，劇烈運動而肝醣枯竭時、攝取高脂肪食物後都會形成酮體。

南雲　哦，您是因此而彙整出高脂肪、低糖質飲食的理論呀！可是還必須通過大腦裡那道名叫腦血管屏障的關卡，一道可避免異物或毒物進入大腦的屏障。三大營養素中蛋白質、脂肪無法通過，只有糖質可以通過那道關卡。

白澤　是的。脂肪酸無法通過，只有酮體可通過，通過後就會在大腦細胞的粒線體裡轉換成熱量。

南雲　我一天只吃一餐也不會肚子餓，精神非常好，未曾出現過低血糖。

白澤　那是因為人體透過脂肪迴路從脂肪形成酮體而成為養分來源。

南雲　前一天晚上吃下的食物因為副交感神經作用而消化吸收，轉換成脂肪後儲存，作為隔天的養分來源。因此有人擔心「吃過東西後馬上睡覺容易發胖」，但這就是我說「隔天白天不吃東西也沒關係」的理論依據。但，因為我曾建議讀者們採用完全營養飲食，所以並未特別地限制糖質之攝取。

白澤　能不能再請教一些關於完全營養的事情呢？

南雲 含完全營養的食物係指富含打造人體所需營養素且營養素比率相同的食物。地球上的脊椎動物的共同祖先為魚類，因此，將生物原原本本地吃下肚就能攝取到完全營養。魚、蝦、墨魚整條吃下，吃魚時連魚骨、腹部與魚頭都吃下才能攝取到完全營養。吃鮪魚等大型魚類時只吃腹部，只能算是部分營養，而且，鮪魚屬於食物鏈頂端的魚類，水銀濃度比較高。因此，厚生勞働省也建議「孕婦吃鮪魚時一星期最好不要超過一次」。

白澤 肉呢？我建議吃肉，但年紀越大牙齒功能越差。吃肉的人必須充分地咀嚼，因此年紀大了還有牙齒。據相關研究資料顯示，有牙齒的人比較不會出現認知障礙等症狀。

南雲 重點是必須充分地咀嚼。吃魚吃菜時也一樣，必須充分地咀嚼才可能整個吃下肚。但，牛或豬就無法整個吃下，因此屬於部分營養。所以歐美人士必須以營養補充劑補充養分。其次，牛或豬的脂肪屬於擺在室溫環境中就會凝固的飽和脂肪酸，意思是，攝取後進入血管裡也很容易凝固，易引發動脈硬化。相對地，魚類為變溫動物，待在冰冷的水裡，體溫就會像水溫，但魚類的脂肪屬於不會凝固的不飽和脂肪酸。因此，攝取後進入血管裡不會凝固，可預防動脈硬化。

白澤　魚類脂肪中的EPA或DHA也成為營養補充劑了。

南雲　所以不能只吃肉。吃肉不容易消化，易引發便秘。牛肉最容易因膽汁酸而消化，但，大腸裡滋生壞菌時，就會將膽汁酸轉變成二次膽汁酸而形成致癌物質。近年來，無論男性或女性，大腸癌死亡率均已竄升至第一位，乳癌或攝護腺癌急速增加也是肉食文化所致。

白澤　因此絕對不能只吃肉。最近我也開始從事等量攝取飽和脂肪酸與不飽和脂肪酸，尤其是Omega-3脂肪酸相關指導。

南雲　吃肉和魚時比例為1比1嗎？這我能接受。白澤教授提倡低糖質，但同樣是糖質，吃下不同的食物後，血糖值上升情形還是不太一樣。坊間稱「升糖指數」或「GI值」，建議吃GI值較低的食物（請參考P111的圖表）。

白澤　您是說，相較於攝取100g葡萄糖，攝取50g糖質時的血糖值上升為百分之幾嗎？

南雲　是的。像砂糖之類，攝取後血糖突然飆高，但馬上就降下來，GI值就會下降。相反地，消化、吸收較慢，血糖值不會急速竄升，上升後持續時間較久即表示GI值較高。GI值低即表示胰島素分泌量較少，因此又被稱之為「胰島素瘦身法」。這種方法和白澤教授的低糖質理論一樣嗎？

白澤 避免血糖上升即可抑制胰島素之分泌，降低進入脂肪的比率，這一點相同。但，低胰島素瘦身法係以糖質為主食，而低糖質飲食卻嚴格限制一天的糖質攝取量。

南雲 我覺得，採用低胰島素飲食的話，攝取糖質後還是很容易啟動脂肪迴路。

白澤 攝取少量糖質就會啟動糖質迴路，因此，白天最好限制糖質以促使脂肪燃燒。

南雲 我因為白澤教授的說明而了解到經過加工的糖質對身體沒好處。教授的意思是，甘蔗直接啃著吃或吃糙米飯，就不會那麼快吸收，不會導致胰島素飆升，或者水果應該吃一整個嗎？

白澤 是的。加工食品，也就是說，經人工處理過好幾道程序的食物都不能掉以輕心。

南雲 吃下精製的糖，血糖就會立即上升。血糖上升後就會分泌胰島素，分泌後血糖就下降，血糖下降就肚子餓，肚子餓就想吃甜食，反覆地出現這些現象。

主要食品的GI值一覽表

※每100g食品 ※假設GI值／葡萄糖為100時的血糖上升率

高GI值食品	GI值	低GI值食品	GI值
●穀類・麵包・麵類			
法國麵包	93	黑麥麵包	58
土司麵包	91	糙米	55
烏龍麵	85	皮塔餅	55
麵包捲	83	日式蕎麥麵	54
白米飯	81	全麥麵包	50
年糕	80	義大利麵（全麥）	50
小紅豆飯	77	中華麵	50
貝果	75	All Bran穀麥片（cereal）	45
玉米片	75	冬粉	26
瑪芬蛋糕	75		
可頌麵包	70		
義大利麵（乾）	65		
●蔬菜・芋薯類			
馬鈴薯	90	芋頭	55
胡蘿蔔	80	豌豆仁	45
玉米	70	番茄	30
南瓜（西洋）	65	四季豆莢	26
●水果			
鳳梨	65	蘋果	39
黃桃（罐頭）	63	奇異果	35
西瓜	60	柳橙	31
香蕉	55	葡萄柚	31
葡萄（巨峰）	50	草莓	29
		木瓜	25
●乳製品			
冰淇淋	65	起司	35
		牛奶	25
		原味優格	25
●糕點類			
甜甜圈	86	黑巧克力	22
爆米花	85	堅果類	15〜30

白澤 的確如您所說。但，為了避免出現這種情形，南雲醫師都挑選時間攝取好品質糖質嗎？

南雲 是的。我原本也吃中飯，但發現吃過中飯後工作效率差，手術過程中很睏。明明只吃少許還是很睏倦。不只手術無法進行，連聽患者說話都很困難。因為午餐後必須與睡神搏鬥太辛苦而決定不再吃中飯。捏一些豆子或堅果放進嘴裡嚼嚼，沒想到竟然不犯睏。請教白澤教授「為什麼？」後，談到了體內熱量形成迴路的話題。

白澤 人體裡有兩個可形成熱量的代謝迴路。一個為分解糖質的「糖質迴路」，另一個為分解脂肪後產生酮體的「脂肪迴路」。南雲醫師不吃中飯後，不知不覺地形成了後者。

南雲 一到了白天身體就不再需要胰島素。一整天都分泌胰島素的話，胰島素阻抗性就會升高，很容易引發糖尿病，但結果並沒有罹患糖尿病。尤其是白天想集中精神工作時，最好先吃低糖食物以促進脂肪燃燒。結果，交感神經佔優勢後就能精神奕奕地工作，從經驗上就能清楚地了解到。

白澤 堅果中的碳水化合物含量約10～15%，含量低於20%，胰島素就不會出現劇烈反應，血糖不會因此而飆升。餐後血糖飆升，胰島素過度反應時，易出現無法維持大腦細胞代謝的情形，因此疲倦想睡覺。

南雲 事實上，人不攝取糖質，身體也會自己製造糖質，血糖還是可維持穩定。

白澤 是的。早上我們的血糖能維持在某種程度下，並不是前一天的血糖沒用完，其實是半夜裡肝臟製造了血糖。出現低血糖現象的主要原因是分泌太多胰島素。這一點很重要。身體會形成糖，不攝取糖質依然能確保血液中的糖質！而且，燃燒體內脂肪後啟動酮體的迴路，酮體就足夠大腦使用，不需要使用血糖。這麼一來，餐後就精神百倍，根本不想睡。南雲醫師等外科醫師們就能埋頭手術工作長達10～13小時。手術過程中必須全神貫注，所以我才認為，基本上不應該攝取糖質，人體運作應該由酮體來維持。

南雲 我為患者手術10幾小時都未曾出現過因為血糖太低而昏倒的情形。少吃一、兩餐，血糖也不會太低，但，吃下少許甜食就一發不可收拾，開始啟動糖質迴路而感到睏倦或更加肚子餓。自己的經驗加上白澤教授的「酮體」理論後，彙整出「完全遵照生理時鐘的飲食新理論」，認為希望處於工作模式的白天與希望處於休息模式的夜晚必須明確地區分，生活必須很規律（請參考附於本書末頁的一天的生活方式詳情）。接下來再針對具麻醉作用的食物、糖質飲食、低糖飲食進行更深入的探討吧！白澤教授將具麻醉作用的食物定義為「取悅大腦報酬系的物質」對吧！

白澤 是的。大腦是很貪心的器官，就把它想成是一個經常在追求快感的器官吧！吃下具麻醉作用的食物後，就會分泌稱為多巴胺的「快感荷爾蒙」與稱為腦內啡的「鎮痛荷爾蒙」。

南雲 我於最近出版的書中定義為「可獲得欣慰感，具習慣性，必須增量才能獲得快感，停止攝取就出現戒斷症狀的物質」。

白澤 表現方式不同，但概念幾乎一致。

南雲 最具代表性的物質為酒精。相較於歐美國人，日本人即便有憂鬱症或失眠困擾，就診率還是相當低。相對地，酒精依存率卻很高。攝取少量酒精即可促使副交感神經佔優勢而進入休息模式，但，酒精攝取量較高時，易使神經太興奮而導致失眠問題更嚴重，而且通常還會殘留到隔天而導致工作效率下降，使憂鬱症更加惡化。

白澤 您是說問題出在一天的攝取量嗎？

南雲 是的。但即便量少，倘若每天都喝也會出問題。出現酒精依存症有時候連本人都沒發現。「我一天才喝2杯，有時候會喝一瓶紅酒」，嘴裡這麼說，其實幾乎每天喝一大瓶，喝兩杯才是偶而為之。事實上，一星期至少有一、兩天不喝酒對身體才比較好。

白澤 所謂的肝臟休息日嗎？

南雲 嚴格來說，人一輩子能喝多少酒是一定的，偶而不喝酒讓肝臟休息，肝臟功能還是無法恢復。男人一輩子的飲酒容許量為500kg，女性為250kg。

白澤 那一天能喝多少呢？

南雲 紅酒一瓶，720ml的日本酒一瓶，500ml的中瓶啤酒四瓶，分別為100g，0・1kg。每天若喝一瓶紅酒，一年為36・5kg，男性的容許量極限為14年，女性為7年。一瓶紅酒可倒玻璃杯6杯，每天喝2杯，可喝42年。

白澤 我認為分別喝上一杯白酒與紅酒就夠了。

南雲　我喜歡開心暢飲，因此喝酒時都喝很多，但規定自己喝酒不能過量，不可宿醉到隔天。

白澤　哦，怎麼規定呢？

南雲　喝什麼都沒關係，但「不喝第二攤」、「晚上10點以後不喝」、「開心地喝酒，不喝悶酒」、「在家不喝酒」、「每星期有一、兩天絕對不喝酒」。

白澤　這麼做很省錢哦（笑）。南雲醫師一定攢不少錢了吧！

夜晚的糖質攝取方式對於睡眠之影響

南雲　白澤教授原本提倡的是以脂肪為中心的低糖質阿金減肥法，晚上會喝酒吧？

白澤　是的。

南雲　是嘛！我聽了您的說法後相信「飲食的新理論」是正確的。

白澤　什麼意思？

南雲 您不是說由晝夜兩部分構成即可嗎？說晚上攝取糖質沒關係嗎？因為酮體為酸性，酮體迴路（脂肪迴路）啟動後，血液就會傾向於酸性。酸中毒時據說會引發腹瀉或頭疼等症狀。白天、處於戰鬥模式時，最好能讓身體趨近於輕微酸性（Acidosis）而呈現出積極進取性。但，到了晚上換成蔬菜或糖質較高的餐點，應該就能讓身體恢復為鹼性。換句話說，白天可使身體出現輕微酸性狀態（Acidosis）現象，晚上再設法讓身體恢復為鹼性狀態。

白澤 白天由交感神經佔優勢，夜裡由副交感神經佔優勢。白天分泌血清素，夜晚分泌退黑激素，以這種方式將體內循環分成晝夜，以便和體內的晝夜節律一致。其次，應避免攝取具麻醉作用，易破壞節律的食物或抽煙。確實做到以上各點，身體狀況就會變得非常好。一到了星期一就哀嘆「唉，好累，好疲倦喔！」的人想必不少，出現這種情形完全是身體時差反應所致，建議將生活作息改善到完全符合晝夜節律。

說明得很簡單明瞭，其實每一個部分都環環相扣。

南雲 哪個部分？

白澤 我也認為，夜間本來就是該睡覺的時候，想睡覺是好事情，因此有時候會攝取碳水化合物。即便完全沒有攝取糖質，不靠鬧鐘，通常5小時就會醒來，但攝取碳水化合物後，經過5小時卻不會醒來，睡了7個多小時後才醒。必須再消化一個循環才會醒來。即便醒了，照鏡子時總覺得自己的臉很浮腫。

南雲 原來如此。

白澤 因為自己親身體驗過，所以曾懷疑，倘若連睡覺時胰島素都確實地發揮作用，那不是會影響睡眠品質嗎？南雲醫師就您的經驗而言，對這一點您有什麼看法呢？

南雲 經您這麼一提我才突然想起，我也曾因為趕稿而太疲勞，雖然沒喝酒，但只簡單地吃點東西或沒吃任何東西就睡覺，結果睡到半夜兩點左右就醒來，因為大腦不想休息。換句話說，希望一直維持戰鬥模式時，晚上可採用低糖質飲食以縮短睡眠時間，可維持1個月左右。但是心裡還是希望能偶而休息休息，也會想喝酒。白澤教授攝取糖質後會覺得睡眠時間加長，睡眠品質變差。但就我來說，攝取糖質後副交感神經佔優勢就會進入休息模式，出現「好想多睡一會，希望天亮時能進入快速動眼期睡眠（說明請見附件）而忘掉煩惱的事情」的念頭。

白澤 或許會吧！晚上喝紅酒後與喝啤酒後，第二天醒來時身體狀況會出現不同的變化嗎？可感覺出睡醒狀況差異嗎？

南雲 嗯～紅酒與啤酒哪一種酒的糖質比較高呢？

白澤　啤酒。就我而言，喝紅酒後醒來時的感覺明顯比較好。

南雲　ＧＩ值變化不大。這件事就當做我的課題好了，接下來我會試試看。白澤教授請您也比較一下啤酒和無糖的發泡酒吧！與自律神經或荷爾蒙數值有關的話，或許又能彙整出新的理論（笑）。世界上充滿著健康相關資訊。重點是每一種資訊都有其中道理，另一個是必須靠我們的身體去驗證。有人贊成吃含糖質但低脂肪的食物，有人認為應該吃低糖質但含脂肪的食物。每一種都具備瘦身作用，問題是對身體最好的是哪一種呢？

「飲食新理論」的依據

南雲醫師的超級飲料&超營養飯糰

白澤　繼續飲料的話題，想再請教您一些關於牛蒡茶的事情。

南雲　好，大致上來說，重點是應避免攝取具麻醉作用的物質，譬如說咖啡、日本茶所含咖啡因，其實和尼古丁、海洛因、嗎啡一樣，都屬於生物鹼。本來是植物體內為了保護自己，避免被草食動物吃掉的神經毒成分。對自律神經具刺激作用，攝取後引發嘔吐或暈眩現象而擊退敵人，人類卻當成嗜好品用於醒腦提神。白天攝取糖質而覺得睏倦時，就會抽煙或喝咖啡以對抗睡魔，或者晚餐後邊喝咖啡或抽煙，邊徹夜或通宵達旦地趕工作。這麼做對身體絕對沒好處，容易引發時差反應。因此，生活周邊唯一沒有咖啡因的是麥茶，而我最想推薦的是牛蒡茶。因為蔬菜的表皮含多酚成分，是隔絕外界的重要組織。蘋果去皮後果肉很快地轉變成茶色，帶皮即可避免出現該現象，還具備抗氧化作用、可讓人變年輕的效果。而且，遭昆蟲或動物叮咬後一星期左右就能完全復原，可見亦具備治療創傷效果。此外，還具備防止黴菌或細菌入侵等抗菌作用。

白澤　概念如同我推薦的攝取深色蔬菜中所含植物化學成分（來自植物，有益身體健康的化合物）。

南雲　誠如「每天一蘋果、醫生遠離我」的說法，但必須連皮一起吃才有效，因為表皮中的多酚成分可幫忙修復體內的創傷。柑橘也一樣，吃柑橘類水果可預防感冒，金桔或香橙，您會連皮一起吃嗎？吃溫州蜜柑時我會連皮一起吃，這麼吃真的比較不會感冒。多酚含量最高的是什麼植物呢？答案是牛蒡，因為長在泥土裡。蘋果、葡萄也含多酚成分，但埋在土裡就會爛掉，牛蒡埋在土裡卻不會腐爛，表皮的作用就能保護自己免於細菌之侵害。牛蒡的多酚成分稱皂素（saponin）。Sapo源自於肥皂，肥皂具備分解脂肪作用，因此，攝取皂素後即可分解掉細胞膜上的多餘膽固醇成分，具備殺菌作用。可將肚子裡的多餘脂肪排出體外，因此亦具備瘦身效果。

白澤　南雲醫師發明的超營養飯糰（請參考P90）也很了不起，能不能請您再教讀者們一次呢？

南雲

超營養飯糰外觀酷似小飯糰，與一般飯糰的最大差異是食材都具備我推薦的完全營養成分。完全營養詳情已於P40說明過，吃蔬菜必須連葉、根、皮都吃下，吃魚時必須吃可連魚頭、魚骨一起吃下肚的小魚，吃穀類則吃全穀類，將富含構成人體所需營養成分的一整個生命體吃下肚子裡。我家孩子小時候，我都會一次準備兩份，一份自己捏，另一份由孩子自己捏成飯糰。捏好後裝入袋子裡，帶到附近的公園，兩個人一起吃，一聽到我說「真好吃」，孩子就會附和道「還滿好吃」。不必用手拿飯糰，因此不會沾染到細菌，而且容易保鮮。帶到公司裡，肚子餓了就能吃，肚子不餓就留著中午吃。中午肚子不餓的話可帶回家當晚上的點心。完全營養的飯糰，真的非常好吃。

白澤

超營養飯糰最了不起的是哪一點呢？最棒的是從外觀上就能看到食材的形狀！無論魩仔魚或櫻花蝦，都還保持在海裡生活時的形狀。相對地，無法看出原來形狀的食物，那一定是加工食品。現在，人們使用加工食品的百分比早已超過整個飲食的一半以上。吃下看不出飼養時狀態、游泳時姿態、在田地裡結成果實時情形之類的食物後，人類的免疫系統一定會產生反應。難以想像原來形狀的食物若佔自己吃的食物中的一半以上，想把那些食物擺在盤子裡就端上桌，那就必須設法避免超過人體免疫系統的容許範圍。前往超市看看就會發現，販賣的商品幾乎都看不出原來形狀。喜歡吃超市餐點的人必須留意自己的免疫系統問題。

需避免血液中的胰島素濃度升高！

南雲　「我具體採行一天一餐的飲食法後為什麼體重才下降4kg呢？」，讀者曾對我提出這樣的問題。問我早餐、中餐都沒吃，下午三點左右還是覺得很睏倦到底是為什麼呢？

白澤　我覺得有這種情形的人還真不少。

南雲　被問到這個問題時，我最想告訴對方的是，減輕體重只是採用此飲食法之後的附加價值。一天一餐的目標不應該擺在降低體重上。我認為，平時不注重健康，煩惱無法增加體重的人採用這種飲食法後，體重反而會增加。適當的體重，換句話說，近似理想體重才是採行一天一餐的主要目的。因為無法減輕體重而希望能更進一步地減輕體重，千萬不能抱持著這種心態，必須攝取自己身體最想要的食物。

白澤　提出問題的人有喝咖啡之類的習慣吧！

南雲　很喜歡喝咖啡，據說一天會喝上4～5杯。前面已經提過，咖啡屬於生物鹼神經毒。一天喝一次，餐後喝的確很美味，但千萬不能為了鼓舞自己或想提神而喝咖啡。健康補給飲料也一樣，這類物質通常都含咖啡因，其實一點也不提神。不僅不提神，喝下後稍微提神，但過後就更疲累而又想喝，易因產生依存性而使身體更早感到疲累。袋裝零食的包裝袋背面的成分表上寫滿各種化學調味料等，幾乎都是具麻醉作用的物質。吃進嘴裡就會有吃到化學調味料的感覺，沖入熱水就能沖泡成湯的味道。那種食物最可怕。過去稱「甘味成分」，名稱聽起來很響亮，其實都是麻醉藥，都是很容易讓人「不肯放棄、停不下來」地產生依存性的物質。

白澤 拉麵店可說幾乎都會使用化學調味料。費盡千辛萬苦地熬煮出美味湯頭，為什麼要添加呢？真是令人想不透。

南雲 不管湯頭熬得多美味，顧客很可能只會說「這麼好吃的拉麵，一年至少得來吃一次」，但添加2小匙化學調味料後，味道雖然很人工，顧客卻天天想吃。培養識貨的顧客並不容易，以具麻醉作用的物質蒙混卻很簡單。這就是日本最廣泛採用的商業經營模式。

白澤 提出問題者的睡眠狀況呢？

南雲 聽說希望晚上10點至清晨2點的黃金睡眠時段能入睡，但因工作的關係，就寢時通常已經超過11點，所以應該是持續地出現時差反應吧！早起就能改善該現象。日出前起床，設定好體內時間，就不會想睡覺。希望能早點起床看看日出對吧！

白澤

改變生活習慣後狀況依然沒改善時，不妨前往醫院看門診，測量一次胰島素濃度。測量濃度後即可了解到無法降低體重的原因，自己為什麼會那麼辛苦。胰島素阻抗性較高的人很難降低體重，因此建議改善體質，設法降低空腹時的血中胰島素濃度。事實上，減重過程中令人最難熬的是體重減輕到某個程度後就再也減不下來，這種情形很常見。胰島素阻抗性未改善就無法產生酮體，因此很容易陷入明明沒有攝取糖質，胰島素濃度卻居高不下，無法提高瘦身效率的惡性循環。這時候不妨加入運動，檢視飲食內容等設法降低濃度。

敏銳地觀察自己的外表！

南雲　透過鏡子仔細地觀察自己的臉龐就能了解自己的健康與年輕程度，洗澡時看看自己的身材吧！人類難免有疲累的時候，這時候必須檢討一下疲累的原因，了解一下是昨晚太晚睡，還是喝太多酒。生活上不節制，馬上就會呈現在肌膚上，是很清楚的指標。相反地，若能過著最符合節律的生活，早上起床時，肌膚一定會光潔細緻又充滿彈性，應該會有這樣的感覺。或者腰部很纖瘦，出現這種情形時，無論內臟器官或荷爾蒙、神經系統都會很健康！早上起床後照鏡子時，若看到「一張老態龍鍾的面容」，表示您的身體一定在哀號（笑）。

白澤　南雲醫師每天都會檢查自己的腰部是否纖瘦嗎？

南雲　會，早上淋浴時就會看看。問題不在體重增加或減少。腰部纖瘦時身體狀況比較好。

白澤　讀者們也一起來確認自己的腰部吧（笑）。這件事很重要喔！

PROFILE

南雲吉則 (NAGUMO YOSINORI)

醫學博士。東京，名古屋、大阪、福岡的南雲醫院總院長，乳癌專科醫師。2012年就任國際抗老化醫學會名譽會長。曾參與常態性電視節目《幫你找到主治醫師的診療所》之演出，亦活躍於雜誌等，著有《50歳を超えても30代に見える生き方》（講談社）、《空腹が人を健康にする》（SUNMARK出版社）等暢銷書籍。

白澤卓二 (SIRASAWA TAKUJI)

醫學博士。順天堂大學研究所醫學研究科抗老化醫學客座教授。專門領域為控制壽命基因的分子遺傳學、阿茲海默症的分子生物學等，以《100歳まで元気に生きる秘訣》等著作而廣受歡迎，活躍於電視、廣播、雜誌等，著有《100歳までボケない　101の方法》（文藝春秋）、《100歳までボケない手指体操》（主婦與生活社）等書籍。

TITLE

活得年輕？活得長壽？兩位名醫大激論

STAFF

出版　瑞昇文化事業股份有限公司
作者　南雲吉則．白澤卓二
譯者　林麗秀

總編輯　郭湘齡
責任編輯　黃思婷
文字編輯　黃雅琳　黃美玉
美術編輯　謝彥如
排版　靜思個人工作室
製版　明宏彩色照相製版股份有限公司
印刷　桂林彩色印刷股份有限公司
　　　紘億彩色印刷有限公司
法律顧問　經兆國際法律事務所　黃沛聲律師

戶名　瑞昇文化事業股份有限公司
劃撥帳號　19598343
地址　新北市中和區景平路464巷2弄1-4號
電話　(02)2945-3191
傳真　(02)2945-3190
網址　www.rising-books.com.tw
Mail　resing@ms34.hinet.net

初版日期　2015年2月
定價　250元

國家圖書館出版品預行編目資料

活得年輕?活得長壽?兩位名醫大激論 / 南雲吉則, 白澤卓二作 ; 林麗秀譯. -- 初版. -- 新北市 : 瑞昇文化, 2015.02
128　面 ; 14.8 X 21　公分

ISBN 978-986-401-005-9(平裝)
1.健康法 2.老化

411.1　　103027875